检验技术

临床应用

JIANYAN JISHU LINCHUANG YINGYONG

主编 丁伟峰 史小霞 邓宇伟 王春晖 刘米华 崔冬冬

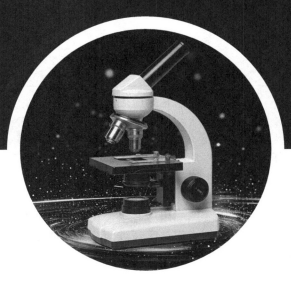

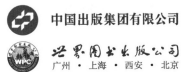

中国出版集团有限公司

世界图书出版公司

广州·上海·西安·北京

图书在版编目（CIP）数据

检验技术临床应用 / 丁伟峰等主编. -- 广州 : 世
界图书出版广东有限公司, 2025. 5. -- ISBN 978-7-
5232-2130-3

Ⅰ. R446.1

中国国家版本馆CIP数据核字第2025MU2635号

书　　名	检验技术临床应用
	JIANYAN JISHU LINCHUANG YINGYONG
主　　编	丁伟峰　史小霞　邓宇伟　王春晖　刘米华　崔冬冬
责任编辑	刘　旭
责任技编	刘上锦
装帧设计	品雅传媒
出版发行	世界图书出版有限公司　世界图书出版广东有限公司
地　　址	广州市海珠区新港西路大江冲25号
邮　　编	510300
电　　话	（020）84460408
网　　址	http://www.gdst.com.cn
邮　　箱	wpc_gdst@163.com
经　　销	新华书店
印　　刷	广州小明数码印刷有限公司
开　　本	889 mm × 1 194 mm　1/16
印　　张	9
字　　数	242千字
版　　次	2025年5月第1版　2025年5月第1次印刷
国际书号	ISBN 978-7-5232-2130-3
定　　价	138.00元

编　委　会

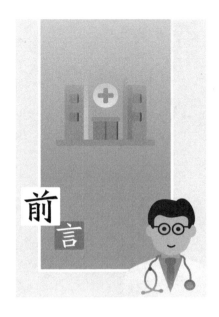

前言

近年来，随着应用物理和化学、分子生物学、免疫技术、微电子技术、电子计算机技术及仪器分析等学科的发展，医学检验技术也快速发展，各种检测仪器、检验方法日新月异。检验技术的发展为临床诊治疾病及检验医学的普及创造了良好的条件，在临床医疗中的作用也日益突显。这要求实验室的工作要更加密切地结合临床，不断与临床医护人员进行学术交流和信息沟通，把有限的实验数据变为高效的诊断信息，从而更好地为患者服务。

全书内容丰富，主要包括血液检验、尿液检验、粪便检验、脑脊液检验等内容，每种检验都是从标本的采集和处理开始的，介绍了理学检验、显微镜检验、化学检验以及部分体液的自动化检查技术，在编写思路上，以疾病的实验诊断为主线，充分体现临床诊疗思维，强调实验室检验项目的临床意义和应用。书中内容注重科学性和实用性，重点突出、层次分明，并充分体现临床实际和学科进展。本书对检验科医师具有一定的参考价值，也可作为各基层医生和医务工作者学习。

本书的参编者有参与临床实践多年的专家，也有参与疾病诊疗的后起之秀，他们均为本书的最后出版付出了巨大的心血，在此一并表示最真诚的谢意。书中若存在疏漏和不足之处，望广大读者提出宝贵的意见和建议，谢谢。

编　者

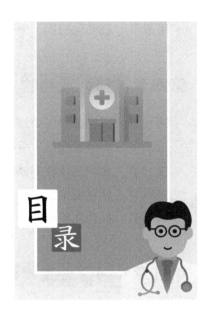

目录

第一章　血液检验

第一节　标本采集与处理 ………………………………………………………… 1

第二节　红细胞检验 ……………………………………………………………… 6

第三节　白细胞检验 ……………………………………………………………… 8

第四节　血小板计数 ……………………………………………………………… 11

第五节　血细胞分析仪检验 ……………………………………………………… 12

第二章　尿液检验

第一节　标本采集与处理 ………………………………………………………… 14

第二节　理学检验 ………………………………………………………………… 17

第三节　化学成分检验 …………………………………………………………… 21

第四节　尿液沉渣检验 …………………………………………………………… 40

第五节　干化学尿液分析仪检验 ………………………………………………… 46

第三章　粪便检验

第一节　标本采集与处理 ………………………………………………………… 50

第二节　理学检验 ………………………………………………………………… 51

第三节　显微镜检验 ……………………………………………………………… 52

第四节　化学与免疫学检验 ……………………………………………………… 56

第五节　自动化检验 ··· 60

第四章　脑脊液检验

第一节　标本采集与处理 ·· 62

第二节　理学检验 ··· 63

第三节　化学与免疫学检验 ··· 64

第四节　显微镜检验 ·· 70

第五节　自动化检验 ··· 74

第五章　阴道分泌物检验

第一节　标本采集与处理 ·· 82

第二节　理学检验 ··· 82

第三节　显微镜检验 ·· 83

第四节　化学与免疫学检验 ··· 85

第六章　精液检验

第一节　标本采集与处理 ·· 86

第二节　理学检验 ··· 87

第三节　显微镜检验 ·· 89

第四节　化学与免疫学检验 ··· 94

第五节　计算机辅助精液分析 ·· 98

第七章　前列腺液检验

第一节　标本采集与处理 ·· 100

第二节　理学检验 ··· 100

第三节　显微镜检验 ·· 101

第八章　痰液检验

第一节　标本采集与处理 ·· 102

第二节　检查方法 ··· 102

第九章　浆膜腔液检验

第一节　标本采集与处理 ·· 105

第二节　理学检验 ··· 105

第三节　化学与免疫学检验 ·· 107

第四节　显微镜检验 ··· 111

第十章　关节腔积液检验

第一节　标本采集与处理 ·· 114

第二节　理学检验 ··· 114

第三节　化学与免疫学检验 ·· 116

第四节　显微镜检验 ··· 118

第五节　质量控制与临床应用 ·· 120

第十一章　羊水检验

第一节　标本采集与处理 ·· 122

第二节　理学检验 ··· 123

第三节　化学与免疫学检验 ·· 125

第四节　显微镜检验 ··· 129

参考文献 ··· 131

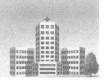

第一章

血液检验

第一节　标本采集与处理

一、静脉采血法

（一）普通采血法

1. 试剂与器材

（1）30 g/L 碘酊。

（2）75%乙醇（酒精）。

（3）其他：一次性注射器、压脉带、垫枕、试管、消毒棉签。

2. 操作

（1）取试管 1 支（需抗凝者应加相应抗凝剂）。

（2）打开一次性注射器包装，取下针头无菌帽，将针头与针筒连接，针头斜面对准针筒刻度，抽拉针栓检查有无阻塞和漏气，排尽注射器内的空气，套上针头无菌帽，备用。

（3）受检者取坐位，前臂水平伸直置于桌面垫枕上，选择容易固定、明显可见的肘前静脉或手背静脉，幼儿可从颈外静脉采血。

（4）用 30 g/L 碘酊自所选静脉穿刺处从内向外、顺时针方向消毒皮肤，待碘酊挥发后，再用 75%乙醇以同样方式脱碘，待干。

（5）在穿刺点上方约 6 cm 处系紧压脉带，嘱受检者紧握拳头，使静脉充盈显露。

（6）取下针头无菌帽，以左手拇指固定静脉穿刺部位下端，右手拇指和中指持注射器针筒，示指固定针头下座，针头斜面和针筒刻度向上，沿静脉走向使针头与皮肤成 30°，快速刺入皮肤，然后成 5°向前刺破静脉壁进入静脉腔。见回血后，将针头顺势深入少许。穿刺成功后右手固定注射器，左手松压脉带后，再缓缓抽动注射器针栓至所需血量。受检者松拳，消毒干棉球压住穿刺孔，拔出针头。嘱受检者继续按压针孔数分钟。

（7）取下注射器针头，将血液沿试管壁缓缓注入试管中。抗凝血需立即轻轻混匀，盖紧试管塞，及时送检。

3. 注意事项

（1）采血部位通常选择肘前静脉，如此处静脉不明显，可采用手背、手腕、腘窝和外踝部静脉。

幼儿可采用颈外静脉。

（2）采血一般取坐位或卧位，体位影响水分在血管内外的分布，从而影响被测血液成分浓度。

（3）压脉带捆扎时间不应超过1分钟，否则会使血液成分浓度发生改变。

（4）血液注入试管前应先取下注射器针头，然后将血液沿试管壁缓缓注入试管中，防止溶血和泡沫产生。需要抗凝时应与抗凝剂轻轻颠倒混匀，切忌用力振荡试管。

（5）如遇受检者发生晕针，应立即拔出针头，让其平卧。必要时可用拇指压掐或针刺人中、合谷等穴位，或嗅吸芳香酊等药物。

（二）真空采血管采血法

1. 原理　将有头盖胶塞的采血试管预先抽成不同的真空度，利用其负压自动定量采集静脉血样。

2. 试剂与器材　目前真空采血器有软接式双向采血针系统（头皮静脉双向采血式）和硬接式双向采血针系统（套筒双向采血式）两种，都是一端为穿刺针，另一端为刺塞针。另附不同用途的一次性真空采血管，有的加有抗凝剂或其他添加剂，均用不同颜色头盖标记，便于识别。真空采血法符合生物安全要求。

3. 操作

（1）消毒。为受检者选择静脉与消毒。

（2）采血。①软接式双向采血针系统采血：拔除采血穿刺针的护套，以左手固定受检者前臂，右手拇指和示指持穿刺针，沿静脉走向使针头与皮肤成30°，快速刺入皮肤，然后与皮肤成5°向前刺破静脉壁进入静脉腔，见回血后将刺塞针端（用橡胶管套上的）直接刺穿真空采血管盖中央的胶塞中，血液自动流入试管内。如需多管血样，将刺塞针端拔出，刺入另一真空采血管即可。达到采血量后，松压脉带，嘱受检者松拳头，拔下刺塞针端的采血试管。将消毒干棉球压住穿刺孔，立即拔除穿刺针，嘱受检者继续按压针孔数分钟。②硬接式双向采血针系统采血：静脉穿刺如上，采血时将真空采血试管拧入硬接式双向采血针的刺塞针端中，静脉血就会自动流入采血试管中。拔下采血试管后，再拔出穿刺针头。

（3）抗凝血：需立即轻轻颠倒混匀。

4. 注意事项

（1）使用真空采血器前应仔细阅读厂家说明书，严格按说明书要求操作。

（2）尽量选择粗大的静脉进行穿刺。

（3）刺塞针端的乳胶套能防止拔除采血试管后继续出血污染周围，达到封闭采血防止污染环境的作用，因此，不可取下乳胶套。

（4）带乳胶套的刺塞针端须从真空采血试管的胶塞中心垂直穿刺。

（5）采血完毕后，先拔下刺塞针端的采血试管，后拔出穿刺针头。

（6）使用前勿松动一次性真空采血试管盖塞，以防采血量不准。

（7）当一次采血要求采取几个标本时，应按以下顺序采血：血培养管→无抗凝剂及添加剂管→凝血象管→有抗凝剂（添加剂）管。

二、毛细血管采血法

1. 试剂与器材

（1）一次性采血针。

（2）消毒干棉球。

（3）75%乙醇棉球。

（4）经过校正的 20 μL 吸管。

2. 操作

（1）采血部位。成人以左手环指为宜，1 岁以下婴幼儿通常采用拇指或足跟两侧采血。

（2）轻轻按摩采血部位，使其自然充血，用 75%乙醇棉球消毒局部皮肤，待干。

（3）操作者用左手拇指和示指紧捏采血部位两侧，右手持无菌采血针，自指尖内侧迅速穿刺。

（4）用消毒干棉球擦去第一滴血，按需要依次采血。

（5）采血完毕，用消毒干棉球压住伤口止血。

3. 注意事项

（1）除特殊情况外，不要在耳垂采血。应避免在冻疮、炎症、水肿等部位采血。

（2）皮肤消毒后一定要待乙醇挥发、干燥后采血，否则血液会四处扩散而不成滴。

（3）穿刺深度一般以 2.0~2.5 mm 为宜，稍加挤压血液就能流出。

（4）进行多项检验时，采集标本次序如下：血小板计数→红细胞计数→血红蛋白测定→白细胞计数及涂血片等。

三、抗凝剂的选用

临床血液学检验中常用的抗凝剂有以下 3 种。

1. 枸橼酸钠（柠檬酸钠）

枸橼酸能与血液中的钙离子结合形成螯合物，阻止血液凝固。市售枸橼酸钠多含 2 分子结晶水，相对分子质量为 294.12，常用浓度为 109 mmol/L（32 g/L）。枸橼酸钠与血液的比例多采用 1∶9（$V∶V$），常用于凝血象和红细胞沉降率测定（魏氏法红细胞沉降率测定时抗凝剂为 1∶4，即抗凝剂 0.4 mL 加血 1.6 mL）。

2. 乙二胺四乙酸二钾（EDTA-K_2）

抗凝机制与枸橼酸钠相同。全血细胞分析用 EDTA-K_2 1.5~2.2 mg 可阻止 1 mL 血液凝固。适用于全血细胞分析，尤其适用于血小板计数。但由于其影响血小板聚集及凝血因子检测，故不适合做凝血常规和血小板功能检查。

3. 肝素

肝素是一种含有硫酸基团的黏多糖，相对分子质量为 15 000，与抗凝血酶Ⅲ（AT-Ⅲ）结合，促进其对凝血因子Ⅺ、Ⅻ、Ⅸ、Ⅹ和凝血酶活性的抑制，抑制血小板聚集从而达到抗凝作用。通常用肝素钠盐或锂盐粉剂（125 U＝1 mg）配成 1 g/L 肝素水溶液，即每毫升含肝素 1 mg。取 0.5 mL 置小瓶中，37~50℃烘干后，能抗凝 5 mL 血液。适用于红细胞比容测定，因其可使白细胞聚集，并使血涂片染色后产生蓝色背景，故不适合做凝血常规和血液学一般检查。

四、血涂片制备

1. 器材　清洁、干燥、无尘、无油脂的载玻片（25 mm×75 mm，厚度为 0.8~12 mm）。

2. 操作　血涂片制备方法很多，目前临床实验室普遍采用的是手工推片法，在载玻片近一端 1/3处，加一滴（约 0.05 mL）充分混匀的血液，握住另一张边缘光滑的推片，以 30°~45°角使血滴沿推片迅速散开，快速、平稳地推动推片至载玻片的另一端。

3. 注意事项

（1）血涂片通常呈舌状或楔形，分头、体、尾三部分。

（2）推好的血涂片应在空气中晃动，使其尽快干燥。天气寒冷或潮湿时，应于 37 ℃恒温箱中保温促干，以免细胞变形缩小。

（3）涂片的厚薄、长度与血滴的大小、推片与载玻片之间的角度、推片时的速度及血细胞比容有关。一般认为血滴大、角度大、速度快则血膜厚，反之则血膜薄。血细胞比容高于正常时，血液黏度较高，保持较小的角度，可获得满意结果；相反，血细胞比容低于正常时，血液较稀，则应用较大角度、推片速度应较快。

（4）血涂片应在 1 小时内染色或在 1 小时内用无水甲醇（含水量<3%）固定后染色。

（5）新购置的载玻片常带有游离碱质，必须用浓度约 1 mol/L 的 HCl 浸泡 24 小时后，再用清水彻底冲洗，擦干后备用。用过的载玻片可放入含适量肥皂水或其他洗涤剂的清水中煮沸 20 分钟，洗净，再用清水反复冲洗，最后用蒸馏水浸洗，擦干备用。使用时，切勿用手触及载玻片表面。

（6）血液涂片既可直接用非抗凝的静脉血或毛细血管血，也可用 EDTA-K$_2$ 抗凝血制备。由于 EDTA-K$_2$ 能阻止血小板聚集，故在显微镜下观察血小板形态时非常合适。

（7）使用 EDTA-K$_2$ 抗凝血液样本时，应充分混匀后再涂片。抗凝血样本应在采集后 4 小时内制备血涂片，时间过长可引起中性粒细胞和单核细胞的形态改变。注意制片前，样本不宜冷藏。

五、血涂片染色

（一）瑞氏染色法

1. 原理　瑞氏（Wright）染色法使细胞着色既有化学亲和反应，又有物理吸附作用。各种细胞由于其所含化学成分不同，对染料的亲和力也不一样，因此，染色后各种细胞呈现出各自的染色特点。

2. 试剂

（1）瑞氏染液：

瑞氏染料　0.1 g

甲醇（AR）　60.0 mL

瑞氏染料由酸性染料伊红和碱性染料亚甲蓝的氧化物（天青）组成。将瑞氏染料放入清洁干燥的研钵里，先加少量甲醇，充分研磨使染料溶解，将已溶解的染料倒入棕色试剂瓶中，未溶解的再加少量甲醇研磨，直至染料完全溶解，甲醇全部用完为止。染料配好后放于室温下，1 周后即可使用。新配染液效果较差，放置时间越长，染色效果越好。久置应密封，以免甲醇挥发或氧化成甲酸。染液中也可加中性甘油 2~3 mL，除可防止甲醇过早挥发外，还可使细胞着色清晰。

（2）pH 6.8 磷酸盐缓冲液：

磷酸二氢钾（KH$_2$PO$_4$）　0.3 g

磷酸氢二钠（Na$_2$HPO$_4$）　0.2 g

加少量蒸馏水溶解，再加至 1 000 mL。

3. 操作

（1）采血后推制厚薄适宜的血涂片（见血涂片制备相关内容）。

（2）用蜡笔在血膜两头画线，然后将血涂片平放在染色架上。

（3）加瑞氏染液数滴，以覆盖整个血膜为宜，固定血膜约1分钟。

（4）滴加约等量的缓冲液与染液混合，室温下染色5~10分钟。

（5）用流水冲去染液，待干燥后镜检。

4. 注意事项

（1）pH对细胞染色有影响。由于细胞中各种蛋白质均为两性电解质，所带电荷由溶液pH决定。对某一蛋白质而言，如环境pH<pI（蛋白质的等电点），则该蛋白质带正电荷，即在酸性环境中正电荷增多，易与酸性伊红结合，染色偏红；相反，则易与美蓝结合，染色偏蓝。因此，应使用清洁中性的载玻片，稀释染液必用pH 6.8缓冲液。冲洗玻片必须用流水。

（2）未干透的血膜不能染色，否则染色时血膜易脱落。

（3）染色时间与染液浓度、染色时的温度成反比；与细胞数量成正比。

（4）冲洗时不能先倒掉染液，应用流水冲去，以防染料沉淀在血膜上。

（5）如血膜上有染料颗粒沉积，可加少许甲醇溶解，但需立即用水冲掉甲醇，以免脱色。

（6）染色过淡，可以复染。复染时应先加缓冲液，创造良好的染色环境，而后加染液，或加染液与缓冲液的混合液，不可先加染液。

（7）染色过深可用水冲洗血涂片或将其浸泡在水中一定时间，也可用甲醇脱色。

（8）染色偏酸或偏碱时，均应更换缓冲液再重染。

（9）瑞氏染液的质量好坏除用血涂片实际染色效果评价外，还可采用吸光度比值（RA）评价。瑞氏染液的成熟指数以RA（$A_{650\,nm}/A_{525\,nm}$）= 1.3±0.1为宜。

（10）目前已有商品化瑞氏染液及缓冲液供应。

（二）瑞氏-吉姆萨复合染色法

吉姆萨染色原理与瑞氏染色相同，但提高了噻嗪染料的质量，加强了天青的作用，对细胞核着色效果较好，但对中性颗粒着色较瑞氏染色差。因此，瑞氏-吉姆萨（Wright-Giemsa）复合染色法可取长补短，使血细胞的颗粒及细胞核均能获得满意的染色效果。

1. 试剂 瑞氏-吉姆萨复合染色液。

Ⅰ液：取瑞氏染料1 g、吉姆萨染料0.3 g，置洁净研钵中，加少量甲醇（分析纯），研磨片刻，吸出上层染液。再加少量甲醇继续研磨，再吸出上层染液。如此连续几次，共用甲醇500 mL。收集于棕色玻璃瓶中，每天早、晚各振摇3分钟，共5天，以后存放1周即能使用。

Ⅱ液：pH 6.4~6.8磷酸盐缓冲液。

磷酸二氢钾（无水）　　6.64 g

磷酸氢二钠（无水）　　2.56 g

加少量蒸馏水溶解，用磷酸盐调整pH，加水至1 000 mL。

2. 操作 瑞氏-吉姆萨染色法与瑞氏染色法相同。

（丁伟峰）

第二节　红细胞检验

（一）原理

用等渗稀释液将血液按一定倍数稀释，充入计数池后显微镜下计数一定体积内的红细胞数，换算求出每升血液中的红细胞数量。

（二）试剂与器材

1. 红细胞稀释液

枸橼酸钠　　1.0 g

36%甲醛液　　1.0 mL

氯化钠　0.6 g

加蒸馏水至 100 mL，混匀，过滤 2 次后备用。

2. 其他　显微镜，改良 Neubauer 血细胞计数板等。

（三）操作

（1）取中号试管 1 支，加红细胞稀释液 2.0 mL。

（2）用清洁干燥微量吸管吸取末梢血或抗凝血 10 μL，擦去管外余血后加至红细胞稀释液底部，再轻吸上层清液清洗吸管 2~3 次，立即混匀。

（3）混匀后，用干净微量吸管将红细胞悬液充入计数池，不得有空泡或外溢，充池后静置 2~3 分钟后计数。

（4）高倍镜下依次计数中央大方格内四角和正中共 5 个中方格内的红细胞。对压线细胞按"数上不数下、数左不数右"的原则进行计数。

（四）参考区间

成人：男　（4.09~5.74）×10^{12}/L；

　　　女　（3.68~5.13）×10^{12}/L；

新生儿：（5.2~6.4）×10^{12}/L；

婴儿：（4.0~4.3）×10^{12}/L；

儿童：（4.0~4.5）×10^{12}/L。

（五）注意事项

（1）采血时不能挤压过甚，因此，针刺深度必须适当。

（2）稀释液要过滤，试管、计数板均须清洁，以免杂质、微粒等被误认为是红细胞。

（3）参考范围数值内，两次红细胞计数相差不得超过 5%。

（4）不允许以血红蛋白浓度来折算红细胞数。

（六）临床意义

红细胞增加或减少的临床意义与血红蛋白测定相似。一般情况下，红细胞数与血红蛋白浓度之间有一定的比例关系。但在病理情况下，此比例关系会被打破，因此同时测定二者，对贫血诊断和鉴别诊断有帮助。

二、红细胞形态学检查

各种贫血患者红细胞形态和着色有不同程度的改变，观察外周血红细胞形态有助于贫血的诊断和鉴别诊断。外周血红细胞变化有以下 4 种类型。

（一）大小异常

正常红细胞大小较为一致，直径为 6~9 μm。贫血患者红细胞可表现大小不一。凡直径>10 μm 者称为大红细胞，直径>15 μm 者称为巨红细胞，常见于巨幼细胞性贫血、肝脏疾病等；直径<6 μm 者称为小红细胞，多见于缺铁性贫血等疾病。

（二）形态异常

1. 球形红细胞　通常红细胞直径<6 μm，厚度增加通常>2.6 μm，因而红细胞呈小圆球形，细胞中心区血红蛋白含量较正常红细胞多，常见于下列疾病：

（1）遗传性球形红细胞增多症。

（2）自身免疫性溶血性贫血。

（3）异常血红蛋白病。

2. 椭圆形红细胞　红细胞呈椭圆形，横径缩短，长径增大，有时可呈畸形。正常人血液中也可见到，但不超过 15%。这种红细胞增多见于以下疾病：

（1）遗传性椭圆形红细胞增多症，一般椭圆形红细胞高到 25%~50% 才有诊断价值。

（2）其他各类贫血椭圆形红细胞都可有不同程度的增多。

3. 靶形红细胞　比正常红细胞扁薄，中心有少许血红蛋白，部分可与周围的血红蛋白连接，边缘部染色较中央深，故呈靶状。主要见于以下疾病：

（1）珠蛋白生成障碍性贫血。

（2）严重缺铁性贫血。

（3）一些血红蛋白病。

（4）肝病、脾切除后及阻塞性黄疸等。

4. 镰形红细胞　细胞狭长似镰刀，也可呈麦粒状或冬青叶样，主要见于遗传性镰形红细胞增多症。

5. 口形红细胞　红细胞淡染区呈裂口状狭孔，正常值<4%。增高见于以下疾病：

（1）口形红细胞增多症。

（2）急性酒精中毒。

6. 棘形红细胞　棘形红细胞是一种带刺状的红细胞，刺呈针刺状或尖刺状，见于以下疾病：

（1）棘形红细胞增多症（遗传性血浆 β 脂蛋白缺乏症）时，棘形红细胞比例可高达 70%~80%。

（2）严重肝病或制片不当。

7. 锯齿细胞　锯齿细胞又称短棘形细胞，细胞突起较棘细胞短，但分布较均匀。主要见于尿毒症、微血管病性溶血性贫血、丙酮酸激酶缺乏症、阵发性睡眠性血红蛋白尿等。

8. 裂红细胞　裂红细胞指红细胞碎片，包括盔形红细胞等，多见于弥漫性血管内凝血（DIC）和心源性溶血性贫血等。其他也见于化学中毒、肾功能不全、血栓性血小板减少性紫癜等。

（三）染色异常

1. 着色过浅 红细胞中心淡染区扩大，多见于缺铁性贫血、地中海贫血及其他血红蛋白病。

2. 着色过深 中心淡染区不见，着色较深，多见于溶血性贫血及巨幼红细胞贫血。

3. 嗜多色性红细胞 红细胞经瑞氏染色染成灰蓝色、灰红色、淡灰色，细胞体积较正常红细胞稍大，这是一种尚未完全成熟的网织红细胞，多染性物质是核糖体，随着细胞的成熟而逐渐消失，主要见于各种增生性贫血。

（四）结构异常

1. 嗜碱性点彩红细胞 用亚甲基蓝染色（或瑞氏染色），成熟红细胞内有散在的深蓝色嗜碱性颗粒，外周血中点彩红细胞增多，表示贫血时骨髓再生旺盛或有紊乱现象，某些重金属中毒时可大量出现。

2. 卡波环 成熟红细胞内有染成紫红色的细线状环，呈圆形或"8"字形，可能是残留核膜所致，见于恶性贫血、溶血性贫血、铅中毒等。

3. 染色质小体 成熟红细胞中含有紫红色圆形小体，大小不等，数量不一，可能是残留的核染色质微粒。见于增生性贫血、脾切除后、巨幼红细胞贫血、恶性贫血等。

4. 有核红细胞 正常成人血片中不会出现，新生儿出生1周内可能有少量有核红细胞出现。溶血性贫血，急、慢性白血病，红白血病，髓外造血及严重缺氧等在外周血片中常见到有核红细胞。

（丁伟峰）

第三节 白细胞检验

一、白细胞计数

（一）原理

血液经白细胞稀释液稀释，成熟红细胞全部被溶解，充入计数池后，在显微镜下计数一定体积内的白细胞数，换算得出每升血液中的白细胞数量。

（二）试剂

白细胞稀释液：

冰乙酸 2 mL

蒸馏水 98 mL

10 g/L 亚甲蓝溶液 3 滴

混匀过滤后备用。

（三）操作

（1）取小试管 1 支，加白细胞稀释液 0.38 mL。

（2）用微量吸管准确吸取末梢血 20 μL，擦去管外余血，将吸管插入小试管中稀释液的底部，轻轻将血放出，并吸取上清液清洗吸管 2 次，混匀。

（3）待红细胞完全破坏、液体变为棕褐色后，再次混匀后充池，静置 2~3 分钟，待白细胞下沉。

（4）用低倍镜计数四角 4 个大方格内的白细胞数，对压线细胞按"数上不数下、数左不数右"的原则进行计数。

（四）参考区间

成人：男　（3.97~9.15）×10^9/L；

女　（3.69~9.16）×10^9/L；

儿童：（8~10）×10^9/L；

婴儿：（11~12）×10^9/L；

新生儿：20×10^9/L。

（五）注意事项

（1）采血时不能挤压过甚，因此针刺深度必须适当。

（2）小试管、计数板均须清洁，以免杂质、微粒等被误认为是白细胞。

（3）白细胞总数在参考范围内，大方格间的细胞数不得相差 8 个以上，两次重复计数误差不得超过 10%。

（4）白细胞数量过高时，可加大稀释倍数；白细胞数量过低时，可计数 8 个大方格的白细胞数或加大取血量。

（5）一些贫血患者血液中有核红细胞增多，会当作白细胞计数，应做校正除去。

（六）临床意义

1. 生理性增加　多见于新生儿、妊娠晚期、分娩期、月经期、饭后、剧烈运动后、冷水浴后及极度恐惧与疼痛时等。

2. 病理性增加　大部分化脓性细菌所引起的炎症、尿毒症、严重烧伤、传染性单核细胞增多症、急性出血、组织损伤、手术创伤后、白血病等。

3. 病理性减少　病毒感染、伤寒、副伤寒、黑热病、疟疾、再生障碍性贫血、极度严重感染、X 线照射、肿瘤化疗后和非白血性白血病等。

二、白细胞分类计数

（一）原理

把血液制成细胞分布均匀的薄膜涂片，用瑞氏染料或瑞氏-吉姆萨复合染料染色，根据各类白细胞形态特征予以分类计数，得出各类白细胞相对比值（百分数），同时应观察白细胞的形态变化。

（二）试剂

见血涂片染色相关内容。

（三）操作

（1）见本章第一节血涂片染色，操作步骤（1）～（5）。

（2）先在低倍镜下浏览全片，了解染色好坏和细胞分布情况，观察有无异常细胞。

（3）选择涂片体尾交接处染色良好的区域，在油镜下计数 100 个白细胞，按其形态特征进行分类计数。求出各类细胞所占百分数和绝对数。

（四）参考区间

白细胞分类计数参考范围见表 1-1 及表 1-2。

表 1-1　成人白细胞分类计数参考范围

细胞类别	百分数/%	绝对数 / （×10⁹/L）
中性粒细胞	50~70	2.04~7.6
杆状核	1~36	0.04~0.6
分叶核	50~70	2~7
嗜酸性粒细胞	0.5~5	0.02~0.5
嗜碱性粒细胞	0~1	0~1
淋巴细胞	20~40	0.8~4
单核细胞	3~10	0.12~1

表 1-2　儿童白细胞分类计数参考范围

细胞类别	百分数/%
中性粒细胞	50~70（新生儿至婴儿为 31~40）
嗜酸性粒细胞	5~50
嗜碱性粒细胞	0~7
淋巴细胞	20~40（新生儿至婴儿为 40~60）
大单核细胞	1~8（出生后 2~7 天为 12）
未成熟细胞	0~8（出生后 2~7 天为 12）

（五）注意事项

（1）分类时应从血膜体尾交界处边缘向中央依次上下呈城垛状迂回移动，计数时不能重复和遗漏。

（2）白细胞数明显减少的血片，应检查多张血片。

（3）分类见有核红细胞，不计入 100 个白细胞内，以分类 100 个白细胞过程中见到多少有核红细胞报告，并注明所属阶段。

（4）除某些病理情况（如慢性淋巴细胞白血病）外，破碎细胞或不能识别细胞的数量不超过白细胞总数的 2%。若破碎细胞仍能明确鉴别，如破碎的嗜酸性粒细胞，应包括在分类计数中。在结果报告中应对破碎细胞或不能识别细胞进行适当描述。

（5）分类中应注意观察成熟红细胞、血小板的形态、染色及分布情况，注意有无寄生虫和其他异常所见。

（6）白细胞形态变化较大，遇有疑问应请示上级主管或主任进行核实，以减少错误。

（六）临床意义

1. 病理性增多

（1）中性粒细胞增多：多见于急性化脓性感染、粒细胞白血病、急性出血、溶血、尿毒症、急性汞中毒、急性铅中毒等。

（2）嗜酸性粒细胞增多：多见于过敏性疾病如支气管哮喘、寄生虫病，某些传染病如猩红热，某些皮肤病如湿疹，某些血液病如嗜酸性粒细胞白血病及慢性粒细胞白血病等。

（3）嗜碱性粒细胞增多：多见于慢性粒细胞白血病、转移癌及骨髓纤维化等。

（4）淋巴细胞增多：多见于百日咳、传染性单核细胞增多症、慢性淋巴细胞白血病、麻疹、腮腺炎、结核、传染性肝炎等。

（5）单核细胞增多：多见于结核、伤寒、亚急性感染性心内膜炎、疟疾、黑热病、单核细胞白血病，以及急性传染病的恢复期等。

2. 病理性减少

（1）中性粒细胞减少：多见于伤寒、副伤寒、疟疾、流行性感冒、化学药物中毒、X 线和镭照射、抗肿瘤药物化疗、极度严重感染、再生障碍性贫血、粒细胞缺乏等。

（2）嗜酸性粒细胞减少：多见于伤寒、副伤寒以及应用肾上腺皮质激素后。

（3）淋巴细胞减少：多见于传染病急性期、放射病、细胞免疫缺陷等。

（丁伟峰）

第四节　血小板计数

一、原理

将血液用适当的稀释液做一定量稀释，混匀后充入计数池内，在显微镜下计数一定体积内的血小板数量，经过换算得出每升血液中的血小板数。

二、试剂

1%草酸铵稀释液，分别用少量蒸馏水溶解草酸铵 1.0 g 及乙二胺四乙酸二钠（EDTA-Na$_2$）0.012 g，合并后加蒸馏水至 100 mL，混匀，过滤后备用。

三、操作

（1）取清洁小试管 1 支加入血小板稀释液 0.38 mL。

（2）准确吸取毛细血管血 20 μL，擦去管外余血，置于血小板稀释液内，吸取上清洗 3 次，立即充分混匀。待完全溶血后再次混匀 1 分钟。

（3）取上述均匀的血小板悬液 1 滴，充入计数池内，静置 10~15 分钟，使血小板下沉。

（4）用高倍镜计数中央大方格内四角和中央共 5 个中方格内的血小板数。

四、参考区间

成人：男　（85~303）×10^9/L；

　　　女　（101~320）×10^9/L；

新生儿：（100~300）×10^9/L；

儿童：（100~300）×10^9/L。

五、注意事项

（1）血小板稀释液应防止微粒和细菌污染，配成后应过滤。试管及吸管也应清洁、干净。

（2）针刺应稍深，使血流通畅。拭去第一滴血后，首先采血进行血小板计数。操作应迅速，防止血小板聚集。采取标本后应在 1 小时内计数完毕，以免影响结果。

（3）血液加入稀释液内要充分混匀，充入计数池后一定要静置 10~15 分钟。室温高时注意保持计数池周围的湿度，以免水分蒸发而影响计数结果。

（4）计数时光线要适中，不可太强，应注意有折光性的血小板和杂质、灰尘相区别。附在红细胞旁边的血小板也要注意，不要漏数。

（5）用位相显微镜计数效果更佳，计数更准确。

六、临床意义

1. 血小板减少（计数<$100×10^9$/L）

（1）血小板生成障碍：再生障碍性贫血、急性白血病、急性放射病等。

（2）血小板破坏增多：原发性血小板减少性紫癜（ITP）、脾功能亢进。

（3）血小板消耗过多：如弥散性血管内凝血（DIC）等。

2. 血小板增多（计数>$400×10^9$/L）

（1）骨髓增生综合征、慢性粒细胞性白血病、真性红细胞增多症等。

（2）急性感染、急性失血、急性溶血等。

（3）其他，如脾切除后。

（丁伟峰）

第五节　血细胞分析仪检验

血细胞分析仪是临床实验室不可缺少的检验仪器之一。血细胞自动分析技术具有高度自动化、智能化、高精密度、易质控、多参数等特点。

现代血细胞分析仪主要有血细胞计数、白细胞分类及血红蛋白检测等功能。主要应用了电阻抗、激光散射等多种技术。

一、血细胞计数原理

悬浮在电解质溶液中的血细胞具有相对非导电性，通过恒流电场时可引起电阻及电压的变化，产生脉冲信号，脉冲数量反映细胞数量，脉冲幅度反映细胞体积，以此进行血细胞分析。该方法称为电阻抗法，该原理又称为库尔特原理。

血细胞计数在小孔管内进行，其侧壁有一红宝石小孔，直径小于 100 μm，厚度约 75 μm。接通电源后，位于小孔管两侧的电极在电解质溶液中产生稳定电流。通过负压吸引，血细胞随稀释液经红宝石小孔进入小孔管，局部电阻瞬间增高而产生脉冲信号。仪器将监测到的脉冲信号进行放大，通过阈值调节、甄别、整形、计数及自动控制保护系统，最终打印出数据和图形报告。

二、白细胞三分群计数原理

经溶血素处理后，红细胞迅速溶解，白细胞胞质经细胞膜渗出，胞膜紧裹在细胞核和颗粒周围。脱水后的白细胞体积取决于脱水后白细胞内有形物质的多少，与其自然体积无关。血细胞分析仪可将体积为 35~450 fl 的白细胞分为 256 个通道，每个通道为 1.64 fl，根据白细胞大小分别置于不同的通道中，可初步确认相应的细胞群，并显示出白细胞体积分布直方图。根据各群占总体的比例，计算出白细胞各群的百分率。将白细胞各群的百分率与同一标本的白细胞总数相乘，即得到各群细胞的绝对值。

电阻抗法血细胞分析仪只是根据细胞体积的大小，将白细胞分成几个群体，在一个群体中可能以某种细胞为主（如小细胞群主要是淋巴细胞），但由于细胞体积间的交叉，可能还存在其他细胞。如中间细胞群（MID）包括正常时的单核细胞、嗜酸性粒细胞、嗜碱性粒细胞，病理时的各种原始幼稚细胞、异型淋巴细胞、浆细胞等。因此，中间细胞群计数异常或报警，需特别注意要进行血涂片复检。

三、血红蛋白检测原理

血细胞分析仪的血红蛋白（Hb）检测原理基本相同，均采用分光光度计法。当稀释的血液中加入溶血剂后，红细胞溶解并释放出 Hb，Hb 与溶血剂中的某些成分结合形成血红蛋白衍生物，进入 Hb 检测系统，在特定的波长（一般为 530~550 nm）下进行比色。吸光度的变化与稀释液中 Hb 含量成正比，血细胞分析仪通过计算可显示出 Hb 的浓度。

由于溶血剂成分不同，不同类型血细胞分析仪所形成的血红蛋白衍生物也不同，吸收光谱各异，但最大的吸收峰均接近 540 nm。国际血液标准化委员会（ICSH）要求溯源到氰化高铁血红蛋白测定法（HiCN），各型号血细胞分析仪必须以 HiCN 值为标准进行校正。由于很多系列血细胞分析仪使用的溶血剂内均含有氰化钾，与 Hb 作用后形成氰化血红蛋白，其特点是显色稳定，最大的吸收峰接近 540 nm，而吸收光谱与 HiCN 有明显不同，因此，在校正血细胞分析仪时应特别注意。

为了解决含氰的血红蛋白衍生物检测后的污物处理问题和减低溶血剂的毒性作用，部分血细胞分析仪使用非氰化溶血剂（如十二烷基月桂酰硫酸钠，SLS），其检测结果的精确度及准确性可达到含氰化物溶血剂的水平。

四、方法学评价

1. 自动化程度及血标本类型

根据血细胞分析仪自动化程度可分为全自动与半自动，全自动血细胞分析仪可直接使用抗凝血；半自动血细胞分析仪须预先稀释血标本。

2. 发展方向

血细胞分析仪已由单项检测原理、少量检测项目、半自动化操作向多项检测原理、多种检测项目和全自动化方向发展，并与检验前标本处理自动化、检验中选择性血涂片染色自动化、自动化数字式细胞图像分析、检验后远程质量控制系统等相连，进而与整个实验室自动化整合，使血细胞分析仪的分析功能、检测精密度和临床判断准确性得到较大提高。

（丁伟峰）

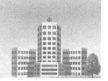

第二章 尿液检验

第一节　标本采集与处理

一、尿液标本采集

根据临床检查要求，应正确留取尿液标本。临床上常见以下6种尿液标本。

1. 晨尿　即清晨起床后的第一次尿标本，为较浓缩和酸化的标本，尿液中血细胞、上皮细胞及管型等有形成分相对集中且保存较好。适用于可疑或已知泌尿系统疾病的动态观察及进行早期妊娠试验等。但由于晨尿在膀胱内停留时间过长易发生变化，现多建议留取第二次晨尿。

2. 随机尿　即留取任何时间的尿液，适用于门诊、急诊患者。本法留取尿液方便，但易受饮食、运动、用药等影响。

3. 餐后2小时尿　通常于午餐后2小时收集患者尿液，此标本对病理性糖尿和蛋白尿的检出更为敏感，因餐后增加了负载，使已降低阈值的肾不能承受。此外由于餐后肝分泌旺盛，促进尿胆原的肠肝循环，餐后机体出现的碱潮状态也有利于尿胆原的排出。因此，餐后2小时尿适用于尿糖、尿蛋白、尿胆原等检查。

4. 定时尿　计时开始时，嘱患者排空膀胱，收集以后一定时间的尿液，常用的有3小时、12小时、24小时尿。分别用于尿细胞排泄率、尿沉渣定量和尿化学成分定量测定。气温高时，需加防腐剂。

5. 其他　包括中段尿、导尿、耻骨上膀胱穿刺尿等，后两种方法尽量不用，以免发生继发性感染。尿标本收集的类型、分析项目、应用理由及注意事项见表2-1。

表2-1　尿液标本收集的类型、应用理由及注意事项

标本类型	应用理由及注意事项
晨尿	有形成分保存好，易于检出，但在膀胱停留时间长，硝酸盐及葡萄糖易分解
随机尿	方便患者，但受饮食、运动、药物等多种因素影响
12小时尿	沉淀物中有形成分计数
24小时尿	可克服因不同时间排出量不同的影响
餐后2小时尿	有助于不典型糖尿病的疗效观察
清洁中段尿	要求无菌，需冲洗外阴后留取标本，以避免外生殖器的细菌污染

二、尿液标本保存

尿液排出体外后会发生物理变化和化学变化，其中尿胆原、尿胆红素等物质见光后易氧化变质；细

胞在高渗、低渗的环境中易变形破坏；尿中细菌的繁殖消耗葡萄糖易造成假阴性；非致病菌还原硝酸盐使亚硝酸盐定性假阳性，并分解尿素产生氨，导致 pH 升高，还会破坏细胞、管型及其他有形成分。标本长期存放会使酮体、挥发性酸在尿中含量降低，菌体蛋白还会干扰蛋白质检验。因此，标本留取后应立即检查，若不能检查应妥善保存。

（一）4 ℃冷藏或冰冻

1. 4 ℃冷藏　4 ℃冷藏可防止一般细菌生长，维持较恒定的弱酸性及某些成分的生物活性。但有些标本冷藏后，由于磷酸盐与尿酸盐的析出与沉淀，妨碍对有形成分的观察。尿液 4 ℃冷藏不超过 6 小时。

2. 冰冻　冰冻可较好地保存尿中的酶类、激素等，需先将新鲜标本离心除去有形成分，保存上清液。

（二）化学防腐

大多数防腐剂的作用是抑制细菌生长、维持酸性并保持某些成分的生物活性。常用的化学防腐剂有以下 5 种。

1. 甲醛（福尔马林 400 g/L）　每升尿液中加入 5 mL 甲醛，用于尿液管型、细胞防腐。注意甲醛过量时可与尿素产生沉淀物，干扰显微镜检查。

2. 甲苯　是一种有机溶剂，能在尿液标本表面形成一薄层，阻止标本与空气接触，起到防腐的作用。每升尿液中加入 5 mL 甲苯，用于尿糖、尿蛋白等定量检查。

3. 麝香草酚　每升尿液中加入小于 1 g 麝香草酚既能抑制细菌生长，又能较好地保存尿液中有形成分，可用于化学成分检查及防腐，但过量可使尿蛋白定性试验（加热乙酸法）出现假阳性，还会干扰尿胆色素的检查。

4. 浓盐酸　一些物质在酸性环境中较稳定，加酸降低 pH 是最好的保存办法。每升尿液中加入 10 mL 浓盐酸用于尿 17-酮、17-羟类固醇，儿茶酚胺等定量测定。

5. 碳酸钠　是卟啉类化合物的特殊保护剂，用量为每升尿液中 10 g。将标本储存于棕色瓶中。

三、尿液标本检测后处理

检测后应按照《临床实验室废物处理原则》（WS/T 249—2005）处理残余标本和所用器械，以免污染环境和造成室内感染。如残余标本用 10 g/L 过氧乙酸或 30～50 g/L 漂白粉液处理后排入下水道；所用实验器材须经 75% 乙醇浸泡或 30～50 g/L 漂白粉液处理，也可用 10 g/L 次氯酸钠浸泡 2 小时，或 5 g/L 过氧乙酸浸泡 30～60 分钟，再用清水冲洗干净，干燥后留待下次使用；一次性尿杯或其他耗材可集中焚烧。

四、临床意义

尿液由肾脏生成，通过输尿管、膀胱及尿道排出体外。肾脏通过泌尿活动排泄废物，调节体液及酸碱平衡。此外肾脏还有内分泌功能，在新陈代谢中发挥着极其重要的作用。

肾单位是肾脏泌尿活动的基本功能单位。人的两肾约有 200 万个肾单位，每个肾单位包括肾小体与肾小管两部分，肾单位与集合管共同完成泌尿功能。尿液在生成过程中，主要经历了肾小球滤过膜过滤作用、肾小管的重吸收和排泄作用。当血液流经肾小球毛细血管时，除了血细胞和大部分血浆蛋白外，其余成分都被滤入肾小囊腔形成原尿，这是一种超滤过程。正常人肾小球滤过率为 120 mL/min，滤过的原尿中含有除大分子蛋白质以外的各种血浆成分。正常成年人每天形成原尿约 180 L，但正常人每日尿量为 1~2 L，这是由于肾小管和集合管具有选择性重吸收和强大的浓缩功能，可减少营养物质丢失、排出代谢终产物。肾小管不同部位对各种物质的重吸收各不相同，有主动吸收和被动吸收两种方式。近曲小管是重吸收的主要部位，其中葡萄糖、氨基酸、乳酸、肌酸等被全部重吸收；HCO_3^-、K^+、Na^+ 和水被大部分重吸收；硫酸盐、磷酸盐、尿素、尿酸被部分重吸收；肌酐不被重吸收。同时由于髓袢的降支对水的重吸收大于对溶质的重吸收，可使肾小管内液的渗透压逐渐升高，形成渗透梯度进一步促进集合管对水的重吸收，达到尿液的稀释与浓缩。肾小管能分泌 H^+、K^+ 等，同时重吸收 Na^+，故称为 K^+-Na^+ 交换，起排 K^+ 保 Na^+ 作用。肾小管不断产生 NH_3，与分泌的 H^+ 结合，生成 NH_4^+，分泌入管腔以换回 Na^+，这是肾排 H^+ 保 Na^+ 的另一种方式。

尿液中的成分受饮食、机体代谢、人体内环境及肾处理各种物质能力等因素的影响。尿中含水 96%~97%，成人每日排出总固体约 60 g，其中有机物（尿素、尿酸、葡萄糖、蛋白、激素和酶等）约 35 g，无机物（钠、钾、钙、镁、硫酸盐和磷酸盐等）约 25 g。

临床检验中的尿液分析又称为尿液检查，是根据临床需要，通过实验室手段对尿液中的某些成分进行的检查，是临床实验室最常用的检测项目之一。通过尿液检查，可指导临床医生解决以下问题。

1. 泌尿系统疾病的诊断与疗效观察 泌尿系统的炎症、结石、肿瘤、血管病变及肾移植术后发生排异反应时，各种病变产物直接出现在尿中，引起尿液成分变化，因此尿液分析是泌尿系统疾病诊断与疗效观察的首选项目。

2. 其他系统疾病的诊断 尿液来自血液，其成分又与机体代谢有密切关系，故任何系统的病变导致血液成分改变时，均能引起尿液成分的变化。因此通过尿液分析可协助临床诊断，如怀疑患糖尿病时进行尿糖检查、急性胰腺炎时进行尿淀粉酶检查、急性黄疸型病毒性肝炎时进行尿胆色素检查等，均有助于上述疾病的诊断。

3. 安全用药的监护 某些药物如庆大霉素、卡那霉素、多黏菌素 B 与磺胺类药物等常引起肾损害，故用药前及用药过程中须观察尿液变化，确保用药安全。

4. 职业病的辅助诊断 铅、镉、铋、汞等重金属均可引起肾损害，尿中此类重金属排出量增多，并出现相关的异常成分，故尿液检查对劳动保护与职业病的诊断及预防有一定价值。

5. 对人体健康状态的评估 预防普查中对人群进行尿液分析，可筛查有无肾、肝、胆疾病和糖尿病等，达到早期诊断及预防疾病的目的。

五、尿液检查的注意点

为保证尿液检查结果的准确性，必须正确留取标本，在收集和处理标本时应注意以下 8 点：

（1）尿液收集容器要求清洁、干燥，一次性使用。容器有较大开口便于收集。

（2）避免污染，如阴道分泌物、月经血、粪便等污染。

（3）无干扰化学物质（如表面活性剂、消毒剂）混入。

（4）有明显标记，如被检者姓名、病历号、收集日期等，必须粘贴在容器上。

（5）能收集足够尿液量，最好超过 50 mL，至少 12 mL，如收集定时尿，容器应足够大，并加盖，必要时加防腐剂。

（6）如需细菌培养应在无菌条件下，用无菌容器收集中段尿液。尿标本收集后应及时送检及检测，以免发生细菌繁殖、蛋白质变性、细胞溶解等。尿标本应避免强光照射，以免尿胆原等物质因光照分解或氧化而减少。

（7）尿液中可能含细菌、病毒等感染物，因此必须加入过氧乙酸或漂白粉消毒处理后排入下水道。

（8）尿液检查所用容器及试管须经 75% 乙醇液浸泡或 30~50 g/L 漂白粉液处理，也可以用 10 g/L 次氯酸钠液浸泡 2 小时或用 5 g/L 过氧乙酸浸泡 30~60 分钟，再用清水冲洗干净。

（史小霞）

第二节　理学检验

尿液理学检查包括气味、尿量、外观（颜色、清晰度）、尿比重、尿渗量等项目。

一、气味

正常尿液略带酸味，是由尿液中的酯类和挥发酸共同产生的。尿液气味也可受到食物和某些药物的影响，如进食葱、蒜、韭菜、咖喱，过多饮酒，以及服用某些药物后尿液可出现各自相应的特殊气味。除此之外，尿液气味还有以下变化：

（1）尿液搁置过久，细菌污染繁殖，尿素分解，可出现氨臭味。若新鲜的尿液带有刺鼻的氨味，提示有慢性膀胱炎或尿潴留。

（2）糖尿病酮症酸中毒时，尿液中可闻到类似烂苹果的气味。

（3）苯丙酮尿症患者的尿液中有特殊的"老鼠屎"样的臭味。

二、尿量

尿量主要取决于肾小球滤过率、肾小管重吸收和浓缩与稀释功能。此外，尿量变化还与外界因素如每日饮水量、食物种类、周围环境（气温、湿度）、排汗量、年龄、精神因素、活动量等相关。一般健康成人尿量为 1~2 L/24 h；昼夜尿量之比为（2~4）：1；儿童的尿量个体差异较大，按体质量计算较成人多 3~4 倍。

1. 多尿　24 小时尿量大于 2.5 L 称为多尿。在正常情况下多尿可见于饮水过多或多饮浓茶、咖啡、精神紧张、失眠等情况，也可见于使用利尿剂或静脉输液过多时。

病理性多尿常因肾小管重吸收障碍和浓缩功能减退，可见于：①内分泌疾病，如尿崩症、糖尿病等；②肾性疾病，如慢性肾炎、肾功能不全、慢性肾盂肾炎、多囊肾、肾髓质纤维化或萎缩；③精神因素，如癔症大量饮水后；④药物，如噻嗪类、甘露醇、山梨醇等药物治疗后。

2. 少尿　24 小时尿量少于 0.4 L 或每小时尿量持续少于 17 mL 称为少尿。生理性少尿见于机体缺水或出汗过多时，在尚未出现脱水的临床症状和体征之前可首先出现尿量的减少。病理性少尿可见于：①肾前性少尿，各种原因引起的脱水如严重腹泻、呕吐，大面积烧伤引起的血液浓缩，大量失血、休克、心功能不全等导致的血压下降、肾血流量减少，重症肝病、低蛋白血症引起的全身水肿、有效血容量减低；②肾性少尿，如急性肾小球肾炎时，滤过膜受损，肾内小动脉收缩，毛细血管腔变窄、阻塞，滤过率降低引起少尿；③肾后性少尿，如单侧或双侧上尿路梗阻性疾病，尿液积聚在肾盂不能排出，可见于尿路结石、损伤、肿瘤及尿路先天畸形和机械性下尿路梗阻致膀胱功能障碍、前列腺肥大症等。

3. 无尿　24 小时尿量小于 0.1 L，或在 12 小时内完全无尿者称为无尿。进一步排不出尿液，称为尿闭，发生原因与少尿相同。

三、外观

尿液外观包括颜色和透明度。尿液的颜色可随机体生理和病理的代谢情况而变化。正常新鲜的尿液呈淡黄色至深黄色、透明。影响尿液颜色的主要物质为尿色素、尿胆原、尿胆素和卟啉等。此外尿色还受酸碱度，摄入食物或药物的影响。

尿液的透明度也可以用浑浊度表示，分为清晰、雾状、云雾状浑浊、明显浑浊 4 个等级。浑浊的程度根据尿中混悬物质的种类及量而定。正常尿浑浊的主要原因是含有结晶（pH 改变或温度改变后形成或析出）。病理性浑浊可因尿中含有白细胞、红细胞及细菌等导致，尿中含有蛋白可随 pH 变化析出产生浑浊。淋巴管破裂产生的乳糜尿也可引起浑浊。

常见的尿外观改变的有以下几种：

1. 血尿　尿内含有一定量的红细胞时称为血尿。由于出血量的不同尿液可呈淡红色云雾状、洗肉水样或鲜血样，甚至混有血凝块。每升尿液内含血量超过 1 mL 即可出现淡红色，即肉眼血尿。凡每高倍镜视野见 3 个以上红细胞时可确定为镜下血尿。血尿多见于：①泌尿生殖系统疾病，如肾结核、肾肿瘤、肾或泌尿系类结石及外伤、肿瘤；②血液病，如血友病、过敏性紫癜及血小板减少性紫癜；③其他，如系统性红斑狼疮、流行性出血热。某些健康人运动后可出现一过性血尿。

2. 血红蛋白尿　当发生血管内溶血时，血红蛋白超过珠蛋白的结合能力，游离的血红蛋白就从肾小球滤出，形成不同程度的血红蛋白尿。在酸性尿中血红蛋白可氧化为正铁血红蛋白而呈棕色，如含量多则呈棕黑色酱油样。血红蛋白尿与血尿不同，离心沉淀后前者上清液仍为红色，隐血试验强阳性，镜检时不见红细胞或偶见溶解红细胞的碎屑；后者离心后上清液透明，隐血试验阴性，镜检时可见完整红细胞。血红蛋白尿还需与卟啉尿鉴别，后者见于卟啉症患者，尿液呈红葡萄酒色。此外碱性尿液中如存在酚红、番泻叶、芦荟等物质，酸性尿液中如存在氨基比林、磺胺等药物均可显现不同程度的红色。

3. 胆红素尿　尿中含有大量的结合胆红素可致尿液外观呈深黄色，振荡后泡沫也呈黄色。若在空气中久置可因胆红素被氧化为胆绿素而使尿液外观呈棕绿色。胆红素尿见于阻塞性黄疸和肝细胞性黄疸。服用核黄素、呋喃唑酮后尿液也可呈黄色，但胆红素定性试验阴性。服用较大剂量的熊胆粉、牛黄类药物时尿液颜色也可呈黄色。

4. 乳糜尿　因淋巴循环受阻，从肠道吸收的乳糜液未能经淋巴管引流入血而逆流进入肾，使肾盂、输尿管处的淋巴管破裂，淋巴液进入尿液中致尿液外观呈不同程度的乳白色，有时含有多少不等的血液。乳糜尿多见于丝虫病，少数可由结核、肿瘤、腹部创伤或者手术引起。乳糜尿离心沉淀后外观不变，沉渣中可见少量红细胞和淋巴细胞，丝虫病沉渣中可查出微丝蚴。乳糜尿需与脓尿或结晶尿等浑浊尿相鉴别，后二者经离心后上清液转为澄清，镜检可见多数的白细胞或盐类结晶，结晶尿加热加酸后浑浊消失。确定乳糜尿还可于尿中加少量乙醚振荡提取，因尿中脂性成分溶于乙醚使水层浑浊，浑浊程度比原尿减轻。

5. 脓尿　尿液中含大量白细胞可使外观呈不同程度的黄白色浑浊或含脓丝状悬浮物，见于泌尿系统感染及前列腺炎、精囊炎。脓尿蛋白定性试验常为阳性，镜检可见大量脓细胞。

6. 盐类结晶尿　排出的新鲜尿外观呈白色或淡粉红色颗粒状浑浊，尤其在气温低时常很快析出沉淀物。这类浑浊尿可通过加热加酸鉴别，尿酸盐加热后浑浊消失，磷酸盐、碳酸盐则浑浊增加，但加乙酸后二者均变清，碳酸盐尿同时产生气泡。

四、尿比重

尿比重是指在 4 ℃时尿液与同体积纯水重量之比。因尿中含有 3%~5% 的固体物质，故尿比重常大于纯水。尿比重高低随尿中水分、盐类及有机物含量而异。在病理情况下还受蛋白质、糖及细胞成分等影响，如无水代谢失调。尿比重测定可粗略反映肾小管的浓缩及稀释功能。

（一）检测方法和评价

1. 尿比重法　即浮标法，此法最普及，但标本用量多，实验影响因素多，准确性差，因而美国国家临床实验室标准协会（NCCLS）建议不再使用此法。

2. 折射仪法　用折射仪测定，目前已广泛应用，所用的尿量少，但受温度影响，在测定蛋白尿和糖尿病患者尿液时必须校正。折射仪法可用去离子水和已知浓度溶液，如 0.513 mol/L（30 g/L）氯化钠溶液、0.85 mol/L 氯化钠溶液、0.263 mol/L 蔗糖溶液进行校准。

3. 试带法　简单、快速，近年来已用于尿液全自动分析仪的测定，但测定范围较窄，实验影响因素多，精密度差。仅适用于测定健康人群的普查，不适用于测定过高或过低比重的尿液。

（二）参考值

晨尿或通常饮食条件下尿比重为 1.015~1.025；随机尿比重为 1.003~1.030；婴幼儿尿比重偏低。

（三）临床意义

1. 高比重尿　可见于高热、脱水、心功能不全、周围循环衰竭等尿少时，也可见于尿中含葡萄糖和碘造影剂时。

2. 低比重尿　尿比重降低对临床诊断更有价值。比重近于 1.010（与肾小球滤液比重接近）的尿称为等渗尿，主要见于慢性肾小球肾炎、肾盂肾炎等导致远端肾单位浓缩功能严重障碍的疾病。

五、尿渗量

尿渗量，指尿中具有渗透活性的全部溶质微粒的总数量，与颗粒大小及所带电荷无关，反映溶质和水的相对排出速度，蛋白质和葡萄糖等大分子物质对其影响较小，是评价肾脏浓缩功能的指标。

（一）检测原理

溶液中有效粒子数量可以采用该溶液的冰点下降（液态到固态）或沸点上升的温度（ΔT）来表示。检测方法有冰点减低法（常用浓度计法，又名晶体渗透浓度计法）、蒸汽压减低法和沸点增高法。冰点指溶液呈固相和液相处于平衡状态时的温度。1 个 Osm 浓度可使 1 kg 水的冰点下降 1.858 ℃，因此摩尔渗透量：

$$Osm/(kg \cdot H_2O) = 观察取得冰点下降度数/1.858$$

（二）方法学评价

尿比重和尿渗量都能反映尿中溶质的含量。尿比重测定比尿渗量测定操作简便且成本低，但测定结果易受溶质性质的影响，如葡萄糖、蛋白质等大分子物质及细胞等增多，尿比重也增高。尿渗量主要与溶质的颗粒数量有关，受葡萄糖、蛋白质等大分子物质的影响较小。在评价肾脏浓缩和稀释功能方面，尿渗量较尿比重优越。冰点渗透压计测定的准确性高，不受温度影响。

（三）质量保证

包括仪器的标化、标本的正确处理和操作条件的控制。

（四）参考值

尿渗量：600~1 000 mOsm/（kg·H_2O·24 h 尿）相当于尿比重 1.015~1.025，最大范围 40~1 400 mOsm/（kg·H_2O·24 h 尿）。尿渗量与血浆渗量之比为（3.0~4.7）：1。

（五）临床意义

1. 评价肾脏浓缩稀释功能　健康人禁水 12 小时后，尿渗量与血浆渗量之比应大于 3，尿渗量大于 800 mOsm/（kg·H_2O）。若低于此值，说明肾脏浓缩功能不全。等渗尿和低渗尿可见于慢性肾小球肾炎、慢性肾盂肾炎、多囊肾、阻塞性肾病等慢性间质性病变。

2. 鉴别肾性少尿和肾前性少尿　肾小管坏死致肾性少尿时，尿渗量降低，常小于 350 mOsm/（kg·H_2O）。肾前性少尿时肾小管浓缩功能仍好，故尿渗量较高，常大于 450 mOsm/（kg·H_2O）。

六、尿液浓缩稀释试验

正常情况下远端肾小管升支上皮细胞能选择性地吸收原尿中的 Na^+ 和 Cl^-，而不吸收水，使得尿中电解质浓度逐渐降低，这就是肾小管的稀释功能。集合管上皮细胞仅选择性地允许水和尿素通过，造成集合管内与近髓肾间质之间的渗透压力差，促进集合管对水的重吸收，此即肾小管的浓缩功能。浓缩试验是检查患者禁水时，肾小管是否能加大对水的重吸收而排出浓缩尿液；稀释试验是观察患者 30 分钟内饮水 1 500 mL 时，肾脏能否通过尿液稀释而排出多余的水分。通过测定尿比重的变化反映远端肾小管对水和溶质再吸收的能力，判断肾脏浓缩稀释功能。

（一）测定方法和评价

本试验无须特殊仪器，临床医生可进行病床边检查。

1. Fishberg（费氏）浓缩稀释试验　分为浓缩试验与稀释试验。浓缩试验又称禁水试验，可反映早期肾损害情况，但结果受吸烟及精神因素影响，心力衰竭伴水肿患者的结果不可靠。试验时不但要求患者禁水，且须同时控制药物及饮食。稀释试验须患者在 30 分钟内饮水 1 500 mL，对肾功能评价不敏感。两者都不适合于尿毒症患者，故临床上基本不用。

2. 昼夜尿比重试验（又称莫氏浓缩稀释试验）　试验时患者正常饮食，每餐饮水量不超过 500~600 mL。上午 8:00 排空膀胱，于 10:00、12:00、14:00、16:00、18:00 及 20:00 各收集一次尿液，此后至次晨 8:00 的夜尿收集在一个容器内，分别测定 7 份标本的尿量和尿比重。本法简便，安全可靠，易被患者接受，临床上应用较多。

3. 3 小时尿比重试验（又称改良莫氏试验）　即在保持日常饮食和活动情况下，晨 8:00 排空膀胱后每 3 小时收集一次尿液，至次晨 8:00 共 8 份尿标本，准确测定每次尿量和尿比重。

以上方法都受尿中蛋白质、葡萄糖的影响，只能粗略地估计肾功能受损的程度，且水肿患者因水、钠潴留，影响试验结果，不宜做该试验。因此在条件允许的实验室，最好测定尿渗量，或进行尿酶、β_2 微球蛋白等测定，以早期发现肾小管功能损害。

（二）参考区间

昼夜尿比重试验：24 小时尿量为 1 000~2 000 mL，昼夜尿量之比为（3~4）：1，12 小时夜尿量少于 750 mL；尿液最高比重应大于 1.020；最高比重与最低比重之差大于 0.009。

3 小时尿比重试验：白天的尿量占 24 小时尿量的 2/3~3/4，其中必有一次尿比重大于 1.025，一次小于 1.003。

（三）质量控制

（1）最好采用折射仪法测定尿比重。

（2）每次留尿必须排空膀胱，准确测量尿量及比重并记录。

（3）夏季夜间留尿需注意防腐，解释试验结果时还应考虑气温的影响。

（4）水肿患者因钠、水潴留，影响试验结果，不宜做该试验。

（四）临床意义

肾脏浓缩功能降低见于以下情况。

1. 肾小管功能受损早期　如慢性肾炎晚期、慢性肾盂肾炎，高血压、糖尿病、肾动脉硬化晚期，常表现为多尿、夜尿增多、低比重尿。当进入尿毒症期时，尿比重恒定在 1.010 左右，称为等渗尿。

2. 肾外疾病　如尿崩症、妊娠高血压、严重肝病及低蛋白水肿等。

（史小霞）

第三节　化学成分检验

一、酸碱度

尿液酸碱度简称为尿酸度，分为可滴定酸度和真酸度。前者可用酸碱滴定法进行滴定，相当于尿液酸度总量，后者指尿中所有能解离的氢离子浓度，通常用氢离子浓度的负对数表示。

（一）检测方法

1. 试带法　采用双指示剂法。模块中含溴麝香草酚蓝（pH 6.0~7.6）和甲基红（pH 4.6~6.2），变色范围为黄色（pH 5.0）、绿色（pH 7.0）、蓝色（pH 9.0），多由仪器判读，也可由肉眼目测与标准色板比较判断。

2. pH 试纸法　pH 广泛试纸是浸渍有多种指示剂混合液的试纸条，色泽范围为棕红色至深黑色，肉眼观察与标准色板比较，可判断尿液 pH 近似值。

3. 指示剂法　采用酸碱指示剂原理。常用 0.4 g/L 溴麝香草酚蓝溶液为指示剂。当指示剂滴于尿液后，显黄色为酸性尿，显蓝色为碱性尿，显绿色为中性尿。

4. 滴定法　采用酸碱中和反应原理。通常用 0.1 mol/L 标准氢氧化钠溶液将定量尿液滴定至 pH 为 7.4，由氢氧化钠消耗量求得尿可滴定酸度。

5. pH 计法　又称电极法，银-氯化银指示电极通过盐桥与对 pH 灵敏的玻璃膜和参比电极（甘汞电极，$Hg\text{-}Hg_2Cl_2$）相连。当指示电极浸入尿液后，H^+ 通过玻璃膜，指示电极和参比电极之间产生电位差，经电压计测得后转为 pH 读数。

（二）方法学评价（表2-2）

表2-2　尿酸度测定方法学评价

方法	评价
试带法	配套应用于尿液分析仪，是目前满足临床对尿pH检查需要且应用最广泛的一种筛检方法
pH试纸法	操作简便，采用pH精密试纸可提高检测的灵敏度，但试纸易吸潮失效
指示剂法	溴麝香草酚蓝变色范围为pH 6.0~7.6，当尿pH偏离此范围时，检测结果不准确；黄疸尿、血尿将直接影响结果判读
滴定法	可测定尿酸度总量。临床上用于尿酸度动态监测，但操作复杂，故少用
pH计法	结果精确可靠，需特殊仪器，操作烦琐，故少用。可用于肾小管性酸中毒定位诊断、分型、鉴别诊断时尿pH精确测定

（三）质量保证

1. 检测前　应确保标本新鲜、容器未被污染。陈旧标本可因尿中CO_2挥发或细菌生长使pH增高；细菌和酵母菌可使尿葡萄糖降解为乙酸和乙醇，pH降低。

2. 检测中

（1）试纸法或试带法：应充分考虑试带检测的范围能否满足临床对病理性尿液pH变化范围的需要；应定期用弱酸和弱碱检查试带灵敏度；应确保试纸或试带未被酸碱污染，未吸潮变质，并在有效期内使用。

（2）指示剂法：因一般指示剂不易溶于水，故在配制指示剂溶液时，应先用少许碱液（如NaOH稀溶液）助溶，再加蒸馏水稀释到适当浓度，以满足指示剂颜色变化范围，防止指示剂解离质点状态与未解离质点状态呈现的颜色不相同。

（3）pH计法：应经常校准pH计，确保其处于正常状态。本法对测定温度有严格要求，当温度升高时pH下降，故首先应调整仪器测定所需的标本温度。新型pH计可自动对温度进行补偿。

3. 检测后　生理条件下，多见尿液为弱酸性或弱碱性。尿液pH大于8.0可见于：①标本防腐或保存不当，细菌大量繁殖并分解尿素产生氨；②患者服用大量碱性制剂。

建立完善的尿液检测报告审核制度，通过申请单获取临床信息，通过电话、实验室信息系统（LIS）、走访病房等形式与临床沟通，探讨异常结果可能的影响因素，对达到尿pH检测实用的临床价值很有必要。

（四）参考值

正常饮食条件下：①晨尿，多偏弱酸性，pH 5.5~6.5，平均pH 6.0；②随机尿，pH 4.6~8.0。尿可滴定酸度：20~40 mmol/24 h尿。

（五）临床意义

尿酸碱度检测主要用于了解机体酸碱平衡和电解质平衡情况，是临床上诊断呼吸性或代谢性酸/碱中毒的重要指标。同时，可经了解尿pH的变化调节结石患者的饮食摄入，通过酸碱制剂的干预帮助机体解毒或排泄药物。

1. 生理性变化　尿液pH受食物摄取、机体进餐后碱潮状态、生理活动和药物的影响。进餐后，因胃黏膜分泌盐酸以助消化，通过神经体液调节使肾小管的泌H^+作用减低和Cl^-重吸收作用增高，尿pH呈一过性增高，即为碱潮。

2. 病理变化　病理状态下尿液 pH 变化见表 2-3。

表 2-3　影响尿液 pH 的病理因素

病理因素	尿酸性	尿碱性
肾功能 疾病	肾小球滤过增加而肾小管保碱能力正常 ①酸中毒、发热、慢性肾小球肾炎。②代谢性疾病：如糖尿病、痛风、低血钾性碱中毒（肾小管分泌 H^+ 增强，尿酸度增高）。③其他：如白血病、呼吸性酸中毒（因 CO_2 潴留）。④尿酸盐或胱氨酸尿结石	肾小球滤过功能正常而肾小管保碱能力丧失 ①碱中毒：如呼吸性碱中毒，丢失 CO_2 过多。②严重呕吐（胃酸丢失过多）。③尿路感染：如膀胱炎、肾盂肾炎、变形杆菌性尿路感染（细菌分解尿素产生氨）。④肾小管性酸中毒：肾小球滤过虽正常，但远曲小管形成氨和 H^+ 的交换功能受损，肾小管泌 H^+、排 H^+ 及 H^+-Na^+ 交换能力降低，机体明显酸中毒，尿 pH 呈相对偏碱性。⑤草酸盐或磷酸盐或碳酸盐尿路结石

3. 药物干预

（1）用氯化铵酸化尿液，可促进碱性药物从尿排泄，对使用四环素类、呋喃妥因治疗泌尿系统感染非常有利。

（2）用碳酸氢钠碱化尿液，可促进酸性药物从尿排泄，常用于氨基糖苷类、头孢菌素类、大环内酯类、氯霉素等抗生素治疗泌尿系统感染。

（3）发生溶血反应时，口服 $NaHCO_3$ 碱化尿液，可促进溶解及排泄血红蛋白。

二、尿蛋白定性检查

尿蛋白为尿液化学成分检查中最重要的项目之一。正常人的肾小球滤液中存在小分子量的蛋白质，在肾小管中绝大部分又被重吸收，因此终尿中的蛋白质含量很少，仅为 30~130 mg/24 h。随机一次检查尿中蛋白质为 0.80 mg/L，尿蛋白定性试验呈阳性。当尿液中蛋白质超过 150 mg/24 h 或尿中蛋白质浓度大于 100 mg/L 时，常规化学定性试验呈阳性，称为蛋白尿。正常时分子量在 7 万以上的蛋白质不能通过肾小球滤过膜，分子量在 1 万~3 万的低分子量蛋白质虽大多可通过滤过膜，但又被近曲小管重吸收。肾小管细胞分泌的蛋白如 Tamm Horsfall 蛋白（T-H 蛋白）及下尿路分泌的黏液蛋白可进入尿中。尿蛋白 2/3 来自血浆蛋白，其中清蛋白（也称清蛋白）约占 40%，其余为小分子量的酶（溶菌酶等）、肽类、激素类，如将正常人尿液浓缩后再经免疫电泳，可按蛋白质的分子量大小分成以下 3 组。①高分子量蛋白质：分子量大于 9 万，含量极微，包括由肾髓袢升支及远曲小管上皮细胞分泌的 T-H 蛋白及分泌型 IgA 等。②中分子量蛋白质：分子量为 4 万~9 万，是以清蛋白为主的血浆蛋白，可占尿蛋白总数的 1/2~2/3。③低分子量蛋白质：分子量小于 4 万，绝大多数已在肾小管重吸收，因此尿中含量极少，如免疫球蛋白 Fc 片段，游离轻链、α_1 微球蛋白、β_2 微球蛋白等。

（一）加热乙酸法

1. 原理　加热可使蛋白质变性凝固，加酸可使蛋白质接近等电点，促使蛋白质沉淀。此外，加酸还可以溶解碱性盐类结晶。

2. 试剂　5%（V/V）冰乙酸溶液：取冰乙酸 5 mL，加蒸馏水至 100 mL。

3. 器材　酒精灯、13 mm×100 mm 试管、试管夹、滴管。

4. 操作

（1）取尿液：取试管 1 支，加清澈尿液至试管的 2/3 处。

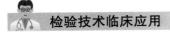

（2）加热：用试管夹夹持试管下端，斜置试管使尿液的上 1/3 于酒精灯火焰上加热，沸腾即止。

（3）加酸：滴加 5% 冰乙酸 2~3 滴。

（4）加热：再继续加热至沸腾。

（5）观察：立即观察结果。

（6）判断：见表 2-4。

表 2-4　加热乙酸法尿蛋白定性试验结果判断

反应现象	报告方式
清晰透明无改变	−
黑色背影下呈轻微浑浊	±
反应现象	报告方式
白色浑浊无颗粒	+
浑浊，有明显颗粒状物	++
有絮状物	+++
立即出现凝块和大量絮状物	++++

（7）注意：①坚持加热—加酸—再加热；②加入醋酸要适量；③加热部位要控制；④观察结果要仔细。

（二）磺基水杨酸法

1. 原理　在酸性条件下，磺基水杨酸的磺酸根阴离子与蛋白质氨基酸阳离子结合，形成不溶性蛋白质盐沉淀。

2. 试剂　200 g/L 磺基水杨酸溶液：磺基水杨酸 200 g 溶于 1 L 蒸馏水中。

3. 器材　小试管、滴管。

4. 操作　试管法。

（1）取尿液：试管 2 支，各加入清澈尿液 1 mL（约 20 滴）。

（2）加液：于一支试管内加入磺基水杨酸 2 滴，轻轻混匀，另一支试管不加试剂作空白对照。

（3）观察：1 分钟内在黑色背景下观察结果。

（4）判断：见表 2-5。

表 2-5　磺基水杨酸法尿蛋白定性试验结果判断

反应现象	报告方式
清晰透明无改变	−
仅在黑色背景下，可见轻度浑浊	极微量
不需黑色背景，可见轻微浑浊	±
明显白色浑浊，但无颗粒出现	+
明显浑浊并出现颗粒	++
更明显浑浊，并有絮状沉淀	+++
严重浑浊，并有大凝块	++++

5. 注意

（1）本法敏感，能检出极微量的蛋白质，无临床意义。

（2）判断结果应严格控制在 1 分钟内，否则随时间延长可导致反应强度升级。

（3）浑浊尿液应离心后取上清液做试验，强碱性尿应使用稀乙酸酸化尿液至 pH 5.0 后再做试验。

（4）假阳性：见于受检者使用有机碘造影剂、大剂量青霉素等。尿中含尿酸或尿酸盐过多时，也可导致假阳性，但加热后消失。

（三）干化学试纸法

1. 原理　根据指示剂蛋白误差原理，即在 pH 3.2 时指示剂溴酚蓝产生阴离子，与带阳离子的蛋白质如清蛋白结合，发生颜色反应，蛋白质浓度越高变色程度越大。

2. 试剂　试带条。

3. 器材　尿分析仪或目测。

4. 操作　按说明书要求进行，一般要求将试带浸于尿液中，1~2 秒后取出，15 秒后与标准比色板比较，观察结果，也可在尿分析仪上比色，仪器自动打印出结果。

（四）方法学评价

尿蛋白定性试验为过筛性试验，目前常用加热乙酸法、磺基水杨酸法和干化学试带法。

1. 加热乙酸法　为古老传统的经典方法，加热煮沸尿液使蛋白变性、凝固，然后加酸使尿 pH 接近蛋白质等电点（pH 4.7），有利于已变性蛋白下沉，同时可消除尿中某些磷酸盐因加热析出所致的浑浊。本法能使所有蛋白质发生沉淀反应，结果准确，灵敏度为 0.15 g/L，影响因素少，但如加酸过少、过多，致尿 pH 远离蛋白质等电点，也可使阳性程度减弱。如尿中盐浓度过低，也可致假阴性。因操作烦琐，不适于筛检。

2. 磺基水杨酸法　在略低于蛋白质等电点的 pH 条件下，蛋白质带有正电荷的氨基与带负电荷的磺基水杨酸根相结合，形成不溶性蛋白质盐而沉淀。该法操作简便敏感，清蛋白、球蛋白、本周蛋白均可发生反应。但在用某些药物如青霉素钾盐及有机碘造影剂（胆影葡胺、泛影葡胺、碘酸），或在高浓度尿酸、草酸盐、黏蛋白等作用下均可呈假阳性反应，加热煮沸后沉淀可消失，有别于尿蛋白。现常被用作尿蛋白定性试验过筛方法，本法检测蛋白尿的敏感度为 0.05~0.1 g/L。

3. 干化学试带法　本法是利用指示剂的蛋白质误差原理（指示剂离子因与清蛋白携带电荷相反而结合，使反应显示的 pH 颜色变为较高 pH 颜色，这种 pH 颜色改变的幅度与清蛋白含量成正比）而建立的。该法有简便、快速等优点，适用于人群普查，还可以同时用肉眼观察和尿液分析仪检测，以减少误差。不同厂家、不同批号的试带显色有差异。缺点是指示剂只与清蛋白反应，与球蛋白反应很弱。

（五）参考值

定性试验：阴性。

（六）临床意义

1. 生理性蛋白尿　生理性蛋白尿或无症状性蛋白尿是指由于各种内外环境因素对机体的影响导致的尿蛋白含量增多，可分为功能性蛋白尿及体位性（直立性）蛋白尿。

（1）功能性蛋白尿：指剧烈运动、发热、低温刺激、精神紧张、交感神经兴奋等引起的暂时性、轻度的蛋白尿。其形成机制可能是上述原因造成肾血管痉挛或充血使肾小球毛细血管壁的通透性增加。当诱发因素消失时，蛋白尿也迅速消失。功能性蛋白尿定性一般不超过（+），定量小于 0.5 g/24 h，多见于青少年期。

（2）体位性蛋白尿：指由于直立体位或腰部前突时引起的蛋白尿，又称直立性蛋白尿。其特点为卧床时尿蛋白定性为阴性，起床活动若干时间后即可出现蛋白尿，尿蛋白定性可达（++），甚至（+++），平卧后又转成阴性，常见于青少年，可随年龄增长而消失。此种蛋白尿生成机制可能与直立时前突的脊柱压迫肾静脉，或直立位时肾的位置向下移动，使肾静脉扭曲致肾脏处于瘀血状态，淋巴、血流受阻有关。

（3）摄食性蛋白尿：摄入蛋白质过多，也会出现暂时性蛋白尿。

2. 病理性蛋白尿　根据其发生机制可分为以下6类：

（1）肾小球性蛋白尿：因受到炎症、毒素等损害，肾小球毛细血管壁通透性增加，滤出较多的血浆蛋白，超过肾小管重吸收能力所形成的蛋白尿，称为肾小球性蛋白尿。形成蛋白尿的机制除肾小球滤过膜的物理性空间构型改变导致"孔径"增大外，还与肾小球滤过膜的各层，特别是唾液酸减少或消失致静电屏障作用减弱有关。蛋白电泳检查出的蛋白质中清蛋白占 70% ~ 80%，β_2 微球蛋白可轻度增多。此型蛋白尿中尿蛋白含量常大于 2 g/24 h，主要见于肾小球疾病如急性肾小球肾炎，某些继发性肾脏病变如糖尿病性肾病，免疫复合物病如红斑狼疮性肾病等。

（2）肾小管性蛋白尿：由于炎症或中毒引起的近曲小管对低分子量蛋白质的重吸收功能减退，出现以低分子量蛋白质为主的蛋白尿，称为肾小管性蛋白尿。通过尿蛋白电泳及免疫化学方法检查，发现尿中以 β_2 微球蛋白、溶菌酶等增多为主，清蛋白正常或轻度增多。单纯性肾小管性蛋白尿，尿蛋白含量较低，一般低于 2 g/24 h。此型蛋白尿常见于肾盂肾炎、间质性肾炎、肾小管性酸中毒、重金属中毒及肾移植术后等。尿中 β_2 微球蛋白与清蛋白的比值，有助于区别肾小球与肾小管性蛋白尿。

（3）混合性蛋白尿：肾脏病变如果同时累及肾小球和肾小管，产生的蛋白尿称混合性蛋白尿。在尿蛋白电泳的图谱中显示低分子量的 β_2 微球蛋白及中分子量的清蛋白同时增多，而大分子量的蛋白质较少。

（4）溢出性蛋白尿：主要指血液循环中出现大量低分子量（分子量小于 4.5 万）的蛋白质，如本周蛋白、血浆肌红蛋白（分子量为 1.4 万），超过肾小管重吸收的极限，在尿中大量出现时称为溢出性蛋白尿。如肌红蛋白增多超过肾小管重吸收的极限，在尿中大量出现时称为肌红蛋白尿，可见于骨骼肌严重创伤及大面积心肌梗死等。

（5）组织性蛋白尿：由肾小管代谢生成的和肾组织破坏分解的蛋白质，以及由于炎症或药物刺激泌尿系统分泌的蛋白质（黏蛋白、T-H 蛋白、分泌型 IgA）形成的蛋白尿，称为组织性蛋白尿。组织性蛋白尿常见于尿路感染。

（6）假性蛋白尿：假性蛋白尿也称为偶然性蛋白尿，当尿中混有多量血液、脓液、黏液等成分导致蛋白定性试验阳性时称为偶然性蛋白尿。主要见于泌尿道炎症、出血及在尿中混入阴道分泌物、男性精液等，一般不伴有肾脏本身的损害。

三、尿糖定性检查

正常人尿液中可有微量葡萄糖，尿内排出量小于 2.8 mmol/24 h，用普通定性方法检查为阴性。尿糖定性试验呈阳性的尿液称为糖尿，一般是指葡萄糖尿，偶见乳糖尿、戊糖尿、半乳糖尿等。尿糖形成的原因和机制为：当血中葡萄糖浓度大于 8.8 mmol/L 时，肾小球滤过的葡萄糖量超过肾小管重吸收能力即可出现糖尿。

尿液中是否出现葡萄糖取决于 3 个因素：①血中的葡萄糖浓度；②每秒流经肾小球的血浆量；③近端肾小管上皮细胞重吸收葡萄糖的能力即肾糖阈。肾糖阈可随肾小球滤过率和肾小管葡萄糖重吸收率的变化而改变，当肾小球滤过率低时可导致肾糖阈提高，肾小管重吸收减少时可引起肾糖阈降低。葡萄糖尿除可因血糖浓度过高引起外，还可因肾小管重吸收能力降低引起，后者血糖可正常。

（一）班氏法

1. 原理 葡萄糖还原性醛基在热碱性条件下，将蓝色硫酸铜还原为氢氧化亚铜，进而生成棕红色的氧化亚铜沉淀。

2. 试剂 甲液：柠檬酸钠 85 g，无水碳酸钠 76.4 g，蒸馏水 700 mL，加热助溶。

乙液：硫酸铜 13.4 g，蒸馏水 100 mL，加热助溶。

冷却后，将乙液缓慢加入甲液中，不断混匀，冷却至室温后补充蒸馏水至 1 000 mL 即为班氏试剂。如溶液不透明则需要过滤，煮沸后出现沉淀或变色则不能使用。

其中硫酸铜提供铜离子；柠檬酸钠可与铜离子形成可溶性结合物，防止生成氢氧化铜沉淀；碳酸钠提供碱性环境。

3. 器材 酒精灯，13 mm×100 mm 试管，试管夹，滴管。

4. 方法

（1）取液：试管中加 1 mL 班氏试剂。

（2）煮沸：边加热边摇动试管，检查班氏试剂是否变质，如变色则试剂变质不能使用。

（3）加尿液：0.1 mL 尿液（2 滴）。

（4）再煮沸：1~2 分钟。

（5）观察：冷却后观察沉淀颜色。

（6）判断：见表 2-6。

表 2-6 班氏尿糖定性试验结果判断表

反应现象	结果报告
蓝色不变	−
蓝色中略显绿色，但无沉淀	±
绿色，伴少量黄绿色沉淀	+
较多黄绿色沉淀（黄色为主）	++
土黄色浑浊，有大量沉淀	+++
大量棕红色或砖红色沉淀	++++

（7）注意：①标本必须新鲜，久置细菌能分解葡萄糖使结果偏低；②试剂与尿液比例为 10：1；③尿中含有大量尿酸盐时，煮沸后可浑浊并略带绿色，但冷却后沉淀物显灰蓝色不显黄色；④煮沸时应不断摇动试管，试管口不能对人；⑤非糖还原性物质也可呈阳性；⑥使用青霉素、维生素 C 等药物时，可出现假阳性反应。

（二）葡萄糖氧化酶试带法

1. 原理 尿液中的葡萄糖在试带中葡萄糖氧化酶的催化下，生成葡萄糖酸内酯和过氧化氢，在过氧化氢酶的作用下，使色原（邻甲苯胺等）脱氢，分子结构发生改变，色原显色。根据颜色深浅，可大致判断葡萄糖含量。

2. 试剂 试带条。

3. 器材 尿分析仪或目测。

4. 操作 按说明书要求进行，一般要求将试带浸于尿液中，1~2 秒后取出，15 秒后与标准比色板比较，观察结果，也可在尿分析仪上比色，仪器自动打印出结果。

（三）方法学评价

1. 班氏尿糖定性试验　此法稳定，敏感度为 5.5 mmol/L，是测定葡萄糖的非特异试验。凡尿中存在其他糖（如果糖、乳糖、戊糖等）及其他还原物质（如肌酐、尿酸、维生素 C 等）均可呈阳性反应，现多已不用。

2. 葡萄糖氧化酶试带法　此法特异性高，灵敏性高，简便、快速，并可用于尿化学分析仪，可进行半定量分析，假阳性极少，但有假阴性。酶制品保存要适当。

（四）参考值

定性试验：阴性。

（五）临床意义

1. 血糖增高性糖尿

（1）饮食性糖尿：可因短时间摄入大量糖类引起。因此，为确诊有无糖尿，必须检查清晨空腹的尿液以排除饮食的影响。

（2）一过性糖尿：也称应激性糖尿。见于颅脑外伤、脑血管意外、情绪激动等情况下，因血糖中枢受到刺激，导致肾上腺素、胰高血糖素大量释放，出现暂时性高血糖和糖尿。

（3）持续性糖尿：清晨空腹尿中尿糖呈持续阳性，最常见于因胰岛素绝对或相对不足所致的糖尿病。此时空腹血糖水平已超过肾糖阈，24 小时尿中排糖近于 100 g 或更多，每日尿糖总量与病情轻重相平行，因而尿糖测定也是判断糖尿病治疗效果的重要指标之一。如并发肾小球动脉硬化症，则肾小球滤过率减少，肾糖阈升高，此时血糖虽已超过一般的肾糖阈值，但查尿糖仍可呈阴性。一些轻型糖尿病患者的空腹血糖含量正常，尿糖也呈阴性，但进食后 2 小时由于负载增加可见血糖升高，尿糖呈阳性。对于此型糖尿病患者，不仅需要同时进行空腹血糖及尿糖定量、进食后 2 小时尿糖检查，还需进一步进行糖耐量试验，以明确糖尿病的诊断。

（4）其他血糖增高性糖尿：①甲状腺功能亢进，由于肠壁的血流加速和糖的吸收增快，因而在饭后血糖高出现糖尿；②肢端肥大症，可因生长激素分泌旺盛致血糖升高，出现糖尿；③嗜铬细胞瘤，可因肾上腺素及去甲肾上腺素大量分泌，致使磷酸化酶活性增加，促使肝糖原降解为葡萄糖，引起血糖升高而出现糖尿；④库欣（Cushing）综合征，因皮质醇分泌增多，使糖原异生旺盛，抑制己糖磷酸激酶和对抗胰岛素作用，出现糖尿。

2. 血糖正常性糖尿　肾性糖尿属血糖正常性糖尿，因肾小管对葡萄糖的重吸收功能低下所致，见于范科尼综合征，患者出现糖尿但空腹血糖和糖耐量试验均正常。新生儿糖尿多因肾小管功能还不完善。后天获得性肾性糖尿可见于慢性肾炎、肾病综合征。以上均需与真性糖尿鉴别，要点是肾性糖尿时空腹血糖及糖耐量试验结果均为正常。妊娠后期及哺乳期妇女，出现糖尿可能与肾小球滤过率增加有关。

3. 其他　尿中除葡萄糖外还可出现乳糖、半乳糖、果糖、戊糖等，除受进食影响外，还可能与遗传代谢紊乱有关。

（1）乳糖尿：妊娠期或哺乳期妇女尿中可能同时出现乳糖与葡萄糖，是因为缺乏乳糖酶。如摄入过多乳糖或牛奶也可诱发本病。

（2）半乳糖尿：先天性半乳糖血症是一种常染色体隐性遗传性疾病，由于缺乏半乳糖-1-磷酸尿苷转化酶或半乳糖激酶，不能将食物内的半乳糖转化为葡萄糖所致。患儿可出现肝肿大，肝功损害，生长发育停滞，智力减退，哺乳后不安、拒食，呕吐、腹泻，肾小管功能障碍，蛋白尿等。

（3）果糖尿：遗传代谢缺陷性患者可伴蛋白尿与氨基酸尿，偶见于大量进食蜂蜜或果糖者。糖尿病患者尿中有时也可查出果糖。

四、尿酮体定性检查

酮体为乙酰乙酸、β-羟丁酸及丙酮的总称，为人体利用脂肪氧化产生的中间代谢产物。正常人产生的酮体很快被利用，在血中含量极微，为 $2.0 \sim 4.0$ mg/L。其中乙酰乙酸、β-羟丁酸、丙酮约占 20%、78%、2%。尿中酮体（以丙酮计）约为 50 mg/24 h，定性测试为阴性。但在饥饿、各种原因引起的糖代谢障碍、脂肪分解增加及糖尿病酸中毒时，因产生酮体速度大于组织利用速度，可出现酮血症，继而发生酮尿。

（一）粉剂法

1. 原理　丙酮或乙酰乙酸在碱性溶液中与硝普钠和硫酸铵作用，生成异硝基或异硝基铵，后者与 $Fe(CN)_5^{3-}$ 生成紫红色复合物。

2. 试剂　硝普钠 0.5 g，无水碳酸钠 10 g，硫酸铵 10 g。配制前分别将各种试剂烘干、称量并研磨混匀。密闭存于棕色瓶中，防止受潮。

3. 器材　玻片，塑料勺，滴管。

4. 方法

（1）取粉：取 1 小勺（约 0 g）粉剂摊在玻片上。

（2）加尿液：以浸润粉剂为准。

（3）观察：有无紫红色出现，见表 2-7。

表 2-7　尿酮体定性试验（粉剂法）结果判断

反应现象	结果判断
5 分钟以上不出现紫色	-
逐渐呈现淡紫色	+
立即呈现淡紫色而后转为深紫色	++
立即呈现深紫色	+++ ~ ++++

（4）注意：尿酸盐可致橙色反应，肌酐可致假阳性。粉剂一定要研细，否则会出现颜色不均。本反应需在试剂与水接触产热时使氨放出。

（二）环状法

1. 原理　丙酮或乙酰乙酸与硝普钠作用后，再与氨液接触可产生紫红色化合物。冰醋酸可抑制肌酸产生类似的反应。

2. 试剂　亚硝基铁氰化钠、冰醋酸、浓氨水（28%）。

3. 方法

（1）取尿液：2 mL。

（2）加酸：0.2 mL（3~4 滴），避免肌酐引起假阳性。

（3）加液：加饱和硝普钠 0.2 mL。

（4）混匀：混合均匀。

（5）加氨：沿管壁加入氨。

（6）观察色环：见表2-8。

表2-8 尿酮体定性试验（环状法）结果判断

反应现象	结果判断
10分钟后不显色	-
10分钟内显淡紫红色环	+
两液接触后渐显紫红色环	++
两液接触后即见深紫红色环	+++

（7）注意：黄色环不能判断为阳性，是尿酸盐所致。

（三）方法学评价

以往多采用硝普钠粉剂检查法，现多被简易快速的干化学试带法取代。此法主要对丙酮及乙酰乙酸起反应，也可用酶法定量或进一步用气相色谱法分析。

（四）参考值

定性试验：阴性。

（五）临床意义

1. 糖尿病酮症酸中毒　由于糖利用减少，分解脂肪产生酮体，使酮体增加而引起酮症。应与其他疾病（低血糖、心脑疾病乳酸中毒或高血糖高渗透性糖尿病昏迷）相区别。酮症酸中毒时尿酮体均呈阳性，而其他疾病时尿酮体一般不增高，但应注意糖尿病酮症者肾功能严重损伤而肾阈值增高时，尿酮体也可减少，甚至完全消失。

2. 非糖尿病性酮症　感染性疾病如肺炎、伤寒、败血症、结核等发热期，严重腹泻、呕吐、饥饿、禁食过久、全身麻醉后等均可出现酮尿，此种情况相当常见。妊娠期妇女常因妊娠反应、呕吐、进食少，易发生酮症而致酮尿。

3. 中毒　如氯仿、乙醚麻醉后，磷中毒等。

4. 服用双胍类降糖药　二甲双胍等药物有抑制细胞呼吸的作用，可出现血糖下降，但酮尿阳性的现象。

五、尿胆色素定性检查

尿中的胆色素包括尿胆红素、尿胆原及尿胆素，俗称尿三胆。由于送检的多为新鲜尿，尿胆原尚未氧化成尿胆素，临床上多查前两者，俗称尿二胆。

（一）尿胆红素定性检查（哈氏浓缩法）

1. 原理　用 $BaSO_4$ 吸附尿液中的胆红素并浓缩，胆红素与 $FeCl_3$ 反应，被氧化为胆绿素而显绿色。

2. 试剂

（1）0.41 mol/L 氯化钡溶液：氯化钡（$BaCl_2 \cdot 2H_2O$）10.0 g，溶于 100 mL 蒸馏水中。

（2）Fouchet 试剂：100 g/L 的 $FeCl_3$ 溶液 10 mL，250 g/L 三氯乙酸溶液 90 mL，混合后备用。

3. 方法

（1）取尿液：取尿液 5 mL 加于试管中。

（2）加液：加 $BaCl_2$ 溶液 2.5 mL（尿量的一半）。

(3) 混匀。

(4) 离心：在 3 000 转/分下离心 3~5 分钟。

(5) 弃液：弃上清液，留下管底沉淀。

(6) 氧化：在沉淀上滴加福氏试剂 2~3 滴。

(7) 观察：观察沉淀是否变色。

(8) 判断：见表 2-9。

表 2-9 胆红素定性检查（哈氏浓缩法）结果判断

反应现象	结果判断	报告方式
长时间不显颜色	阴性	−
逐渐出现淡绿色	弱阳性	+
逐渐出现绿色	阳性	++
立即出现蓝绿色	强阳性	+++

(9) 注意：①尿与 $BaCl_2$ 的比例；②尿中 SO_4^{2-}、PO_4^{3-} 不足，沉淀可减少；③氧化剂用量应适当，过多可使胆红素被氧化为胆绿素，再进一步氧化为胆黄素；④受检者使用阿司匹林等药物可出现假阳性；⑤标本需新鲜，否则胆红素易分解。

（二）尿胆原定性检查（改良欧氏法）

1. 原理 尿胆原在酸性条件下与对二甲氨基苯甲醛反应，生成樱红色化合物。

2. 试剂 Ehrlich 试剂：对二甲氨基苯甲醛 2.0 g，溶于 80 mL 蒸馏水，再缓慢加入浓盐酸 20 mL，混匀后储存于棕色瓶中备用。

3. 方法

(1) 处理：去除尿中的胆红素。

(2) 取尿液：取 1 mL 去除胆红素的尿液。

(3) 加液：欧氏试剂 0.1 mL。

(4) 混匀。

(5) 静置：10 分钟。

(6) 观察：在白色背景下，从管口向管底观察结果。

(7) 判断：见表 2-10。

表 2-10 尿胆原定性检查（改良欧氏法）结果判断

反应现象	结果判断	报告方式
不变色	阴性	−
放置 10 分钟后呈微红色	弱阳性	+
放置 10 分钟后呈樱红色	阳性	++
立即出现深红色	强阳性	+++

(8) 注意：①新鲜尿，否则尿胆原氧化为尿胆素，出现假阴性，只有两者均阴性方可否定；②干扰物呈红色且不溶于氯仿，可鉴别。

（三）尿胆红素定性检查

胆红素是红细胞破坏后的代谢产物，可分为未经肝处理的未结合胆红素和经肝与葡萄糖醛酸结合形成的结合胆红素。未结合胆红素不溶于水，在血中与蛋白质结合不能通过肾小球滤过膜。结合胆红素分子量小，溶解度高，可通过肾小球滤过膜，由尿排出。由于正常人血中结合胆红素含量很低，滤过量极少，因此尿中检不出胆红素，如血中结合胆红素增加，可通过肾小球滤过膜使尿中结合胆红素量增加，尿胆红素定性试验呈阳性反应。

1. 方法学评价　尿内胆红素检查方法有氧化法与重氮法两种。氧化法是用氧化剂将胆红素氧化为胆绿素，呈绿色为阳性。Smith 碘环法操作最简单，但敏感性低，Harrison 法操作稍烦琐，但敏感性高。以 2，4-二氯苯胺重氮盐偶联反应的干化学试剂带法操作简单，且可用于尿自动化分析仪，灵敏度为 7~14 μmol/L，目前多用其做定性筛选试验。如果反应颜色不典型，应进一步分析鉴别。在尿液 pH 较低时，某些物质或其代谢产物（如吡啶和依托度酸）可引起假阳性反应，或不典型显色。1.42 mmol/L 维生素 C 可引起假阴性反应。

2. 参考值
定性试验：阴性。

（四）尿胆原及尿胆素定性检查

尿胆原经空气氧化及光线照射后转变成黄色的尿胆素（粪胆素）。

1. 方法学评价　尿胆原的测定采用 Ehrlich 醛反应，即尿胆原与对二甲氨基苯甲醛反应后呈樱红色，既可用于定性检查也可用于定量检查。尿胆素的测定采用 Schleisinger 法，即将尿液中尿胆原氧化后加饱和的乙酸锌溶液，可观察到绿色荧光。在尿胆原为阴性时应用尿胆素检查进一步证实。检查尿胆原或尿胆素时均应除去胆红素，以免胆红素的色泽干扰。

2. 参考值　尿胆原定性试验，阴性或弱阳性（1：20 稀释后阴性）；尿胆素定性试验，阴性。

3. 临床意义　利用尿胆红素、尿胆原和血胆红素等检查可协助鉴别黄疸病因（表 2-11）。

表 2-11　不同类型黄疸的鉴别诊断

标本	指标	正常人	溶血性黄疸	肝细胞性黄疸	梗阻性黄疸
血清	总胆红素	正常	增高	增高	增高
	未结合胆红素	正常	增高	增高	正常/增高
	结合胆红素	正常	增高/正常	增高	增高
尿液	颜色	浅黄	深黄	深黄	深黄
	尿胆原	1：20 阴性	强阳性	阳性	阴性
	尿胆素	阴性	阳性	阳性	阴性
	尿胆红素	阴性	阴性	阳性	阳性
粪便	颜色	黄褐色	深色	黄褐色或颜色变浅	颜色变浅或为白陶土色
	粪胆素	正常	增高	减低/正常	减低/消失

（1）溶血性黄疸：当体内有大量红细胞破坏时未结合胆红素增加，使血中胆红素含量增高，由于未结合胆红素不能通过肾脏滤过，故尿胆红素试验呈阴性。当其排入肠道后转变为粪胆原，因而肠道吸收粪胆原及由尿中排出尿胆原的量也相应增加，尿胆原试验呈明显阳性。溶血性黄疸可见于各种溶血性疾病、大面积烧伤等。

（2）肝细胞性黄疸：肝细胞损伤时其对胆红素的摄取、结合、排除功能均可能受损。由于肝细胞摄取血浆中未结合胆红素能力下降，使其在血中的浓度升高，生成的结合胆红素又可能由于肝细胞肿胀、毛细胆管受压，在肿胀与坏死的肝细胞间弥散，经血窦进入血循环，导致血中结合胆红素升高。因其可溶于水并经肾排出，使尿胆红素试验呈阳性。此外，经肠道吸收的粪胆原也因肝细胞受损不能转变为胆红素，而以尿胆原形式由尿中排出，故肝细胞黄疸时尿胆红素与尿胆原测试明显呈阳性。在急性病毒性肝炎时，尿胆红素阳性可早于临床黄疸。其他原因引起的肝细胞性黄疸，如药物、毒物引起的中毒性肝炎也可出现类似的结果。

（3）梗阻性黄疸：胆汁淤积使肝胆管内压增高，导致毛细胆管破裂，结合胆红素不能排入肠道而逆流入血由尿中排出，尿胆红素测试呈阳性。由于胆汁排入肠道受阻，尿胆原也减少。可见于各种原因引起的肝内、肝外完全或不完全梗阻，如胆石症、胆管癌、胰头癌等。

六、乳糜尿定性检查

经肠道吸收的脂肪皂化后成乳糜液，由于种种原因致淋巴引流不畅而未能进入血循环，逆流至泌尿系统淋巴管中，可致淋巴管内压升高，淋巴管曲张、破裂，乳糜液流入尿中，使尿液呈不同程度的乳白色，严重者似乳状，故称乳糜尿。如在乳糜尿中混有血液时称为血性乳糜尿。尿中乳糜的程度与患者摄入脂肪量、淋巴管破裂程度及运动强度有关。乳糜尿中主要含卵磷脂、胆固醇、脂酸盐及少量纤维蛋白原、清蛋白等。如并发泌尿道感染，可出现乳糜脓尿。

（一）检查方法

1. 原理　乳糜尿含有大量脂肪颗粒，形成乳糜状浑浊尿。脂肪可溶于乙醚中，脂肪小滴可通过染色识别。

2. 试剂

（1）乙醚（AR）。

（2）苏丹Ⅲ乙酸乙醇染色液：5%乙醇 10 mL，冰乙酸 90 mL，苏丹Ⅲ粉末 1 药匙。先将乙醇与冰乙酸混合，再倾入苏丹Ⅲ粉末，使之充分溶解。

（3）猩红染色液：先配制 70%乙醇和丙酮 1∶1 溶液，后将猩红加入至饱和为止。

3. 样本　新鲜尿液。

4. 方法

（1）溶解脂肪：取尿液 5~10 mL，加入乙醚 2~3 mL，用力振摇，使脂肪溶于乙醚。

（2）静置离心：静置数分钟后，2 000 转/分离心 5 分钟。

（3）涂片染色：吸取乙醚与尿液界面层涂片，加苏丹Ⅲ乙酸乙醇染色液 1 滴。

（4）结果观察：低倍镜下观察是否有红色脂肪小滴（必要时可用高倍镜观察）。

（5）稀释：如为阳性，按 1∶20 稀释后再同上操作。

5. 注意

（1）乳糜含量和患者摄入脂肪量、运动强度和淋巴管破裂程度等因素有关。乳糜尿的浊度和颜色取决于乳糜量，乳糜尿可呈乳白色、乳酪样或色泽较浑浊。

（2）乳糜尿须与脓尿、大量盐类的浑浊尿和脂肪尿相区别。

（3）在丝虫病患者中，常可在其尿沉渣中找到微丝蚴。

（二）方法学评价

乳糜尿由脂肪微粒组成，外观呈白色。尿液中加入乙醚充分振荡后，与原尿相比，如浑浊程度明显减轻则可确诊，因所含脂肪性成分被乙醚溶解。乳糜尿与脓尿或严重的结晶尿的鉴别要点为：后二者离心沉淀后上清液呈澄清状，沉渣显微镜检查可见多数白细胞或无定形磷酸盐结晶（加热、加酸后溶解），而乳糜尿离心沉淀后外观不变。丝虫病引起乳糜尿者，偶在尿液沉渣中查到微丝蚴，在乳糜尿中加入苏丹Ⅲ染液置显微镜下观察，见大小不等的橘红色球形小体则为阳性。

（三）临床意义

（1）淋巴管阻塞，常见于丝虫病。丝虫在淋巴系统中引起炎症反复发作，大量纤维组织增生，使腹部淋巴管或胸导管广泛阻塞。由于肾的淋巴管最脆弱，故易于肾盂及输尿管处破裂，出现乳糜尿。如为丝虫病引起，可在尿沉渣中于显微镜下见到微丝蚴。先天淋巴管畸形、腹腔结核、肿瘤压迫等也可以出现乳糜尿。

（2）胸腹创伤，手术伤及腹腔淋巴管炎或胸导管炎也可出现乳糜尿，但少见。

（3）过度疲劳、妊娠及分娩后、糖尿病脂血症、肾盂肾炎、棘球蚴病、疟疾等也偶见乳糜尿。

七、尿液 HCG 检查

人绒毛膜促性腺激素（HCG）是受精卵移动到子宫腔内着床后形成胚胎，由胎盘滋养层细胞分泌产生，具有促性腺发育功能的一种糖蛋白激素。HCG 的主要功能就是刺激黄体，使雌激素和黄体酮持续分泌，以促进子宫蜕膜的形成，使胎盘生长成熟。HCG 由一条 α 多肽链、一条 β 多肽链组成。HCG 的 α 链与其他激素，如黄体生成素（LH）、促卵泡生成素（FSH）及促甲状腺素（TSH）的 α 链相似，而 β 多肽链基本是 HCG 所特有的，故用 β-HCG 的抗体来测定 HCG 有较高的特异性。HCG 主要存在于孕妇的血液、尿液、羊水、初乳和胎儿体内。当妊娠 1~2.5 周时，孕妇血清和尿中的 HCG 水平即可迅速升高，孕第 8 周达到高峰，至孕期第 4 个月始降至中等水平，并一直维持到妊娠末期。尿液 HCG 检查主要用于早期妊娠的诊断和滋养层细胞肿瘤的诊断和疗效观察。

（一）胶乳凝集抑制试验

1. 原理　将尿液与抗 HCG 血清混合，经过一段时间反应后，加入被 HCG 致敏的胶乳悬液。当尿液中有 HCG 时，HCG 先与抗血清结合，不引起胶乳的凝集反应，仍呈均匀的乳状。反之，当尿中无 HCG 时，抗血清中的抗体与胶乳抗原发生反应，出现凝集。

2. 试剂　抗 HCG 血清、HCG 胶乳抗原。

3. 方法

（1）加尿液：在玻片上滴加尿液 1 滴。

（2）加抗血清：滴加抗血清 1 滴。

（3）混匀：与尿液充分混匀。

（4）静置：1 分钟。

（5）加胶乳抗原：滴加 1 滴充分混匀的胶乳抗原。

（6）混匀：摇动 3 分钟。

（7）观察：在强光下观察有无肉眼可见的颗粒状凝集。

（8）对照：阴性对照，阳性对照。

（9）判断：阴性对照，凝集。阳性对照，不凝集。标本凝集为阴性，不凝集为阳性。

（10）注意：①标本新鲜、透明，浑浊尿应离心后取上清尿液检查；②抗原、抗体应是同一批号；③加液顺序不能错；④加液量一致；⑤试剂于 2~8℃保存，不能冷冻。

（二）胶体金试验

1. 原理 免疫胶体金法是将羊抗人 HCG 抗血清（多抗）、羊抗鼠 IgG 分别固定在特制的纤维素试带上并呈两条线上下排列，羊抗鼠 IgG 线在试带的上方为阴性对照，羊抗人 HCG 多抗在下方为测定。试带条中含均匀分布的胶体金标记鼠抗人 β-HCG 单克隆抗体和无关的金标记鼠 IgG。检测时将试带浸入被检尿液中（液面低于固定的两条抗体线）后迅速取出。尿液沿试带上行，尿中的 β-HCG 在上行过程中与胶体金标记单克隆抗体结合，待行至羊抗人 HCG 抗体检测线时，形成金标记的 β-HCG 单抗—尿 HCG—羊抗人 HCG 抗体的双抗体夹心式复合物，而在试带上呈红色区带，为 HCG 阳性反应，试带上无关的金标记鼠 IgG 随尿液继续上行至羊抗鼠 IgG 处时与之形成紫红色的金标记的抗原抗体复合物为阴性对照。判断结果时，含 HCG 的尿液试带可显示上、下两条紫红色线条，阴性标本则只显出上边一条紫红色线（图 2-1）。

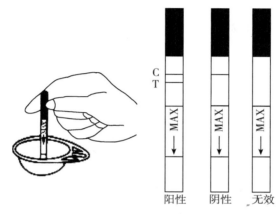

图 2-1 免疫胶体金法测定尿 HCG 示意图

2. 方法

（1）浸尿：将试纸浸入尿液 5 秒。

（2）取出：取出后平放。

（3）观察：5 分钟内观察结果。

3. 结果判断

（1）上下两条红线：阳性。

（2）仅上面一条红线：阴性。

（3）仅下面一条红线：无效。

（4）上下均无红线：无效。

（三）临床意义

HCG 的检查对早期妊娠诊断有重要意义，对与妊娠相关疾病、滋养细胞肿瘤等疾病的诊断、鉴别和病程观察有一定价值。

1. 诊断早期妊娠 孕后 35~50 天，HCG 可升至大于 2 500 IU/L。孕后 60~70 天，可达 8 000~320 000 IU/L。

2. 异常妊娠与胎盘功能的判断

（1）异位妊娠：如宫外孕时，本试验只有 60% 的阳性检出率，在子宫出血 3 天后，HCG 仍可为阳性，故 HCG 检查可作为异位妊娠与其他急腹症的鉴别。HCG 常为 312~625 IU/L。

（2）流产诊断与治疗：不完全流产如子宫内尚有胎盘组织残存，HCG 检查仍可呈阳性；完全流产或死胎时 HCG 由阳性转阴性，因此可作为保胎或吸宫治疗的参考依据。

（3）先兆流产：如尿中 HCG 仍维持高水平多不会发生流产。如 HCG 在 2 500 IU/L 以下，并逐渐下降，则有流产或死胎的可能，当降至 600 IU/L 则难免流产。在保胎治疗中，如 HCG 仍继续下降说明保胎无效，如 HCG 不断上升，说明保胎成功。

3. 滋养细胞肿瘤诊断与治疗监测

（1）葡萄胎、恶性葡萄胎、绒毛膜上皮癌及睾丸畸胎瘤等患者尿液中 HCG 显著升高，可达 10 万到数百万单位，可用稀释试验诊断。如妊娠 12 周以前 1：500 稀释尿液呈阳性，妊娠 12 周以后 1：200 稀释尿液呈阳性，对葡萄胎诊断有价值。1：500 稀释尿液呈阳性对绒毛膜癌也有诊断价值，如男性尿中 HCG 升高，要考虑睾丸肿瘤如精原细胞癌、畸形及异位 HCG 瘤等。

（2）滋养层细胞肿瘤患者术后 3 周，尿液中 HCG 应小于 50 IU/L，术后 8~12 周应呈阴性，如 HCG 不下降或不转阴性，提示可能有残留病变。

八、尿液成分的其他检查

（一）血红蛋白尿检查

正常人血浆中含有 50 mg/L 游离血红蛋白（Hb），尿中无游离 Hb。当有血管内溶血，血中游离 Hb 急剧上升，超过触珠蛋白的结合能力（正常情况下最大结合力为 1.5 g/L 血浆）即可排入尿中，可通过尿游离 Hb 的试验（尿隐血试验）检出。

1. 方法学评价　血红蛋白尿检测采用的是与粪便隐血检查相同的化学法，如邻甲苯胺法、氨基比林法等，这两种方法除与 Hb 反应外，也与完整的红细胞反应（敏感度为红细胞达 5~10 μL），故要注意尿沉渣中红细胞对结果的影响，现已被试带法取代。试带法采用了 pH 指示剂蛋白质误差原理。在 pH 3.2 的条件下，酸碱指示剂（溴酚蓝）产生的阴离子与带阳离子的蛋白质结合生成复合物，引起指示剂进步电离，当超越缓冲范围时，指示剂发生颜色改变。颜色的深浅与蛋白质含量成正比。同时，酸碱指示剂也是灵敏的蛋白显色剂，试带法可用于尿蛋白定性或半定量检测。此外，尿路感染时某些细菌产生过氧化物酶可致假阳性，大剂量的维生素 C 或其他还原物质可导致假阴性。目前新发展起来的 Hb 单克隆抗体免疫检测法能克服以上缺点。Hb 单克隆抗体免疫检测法主要利用了金颗粒具有高电子密度的特性，在金标蛋白结合处，在显微镜下可见黑褐色颗粒，当这些标记物在相应的配体处大量聚集时，肉眼可见红色或粉红色斑点，因而用于定性或半定量的快速免疫检测方法中。

2. 参考值

定性试验：阴性。

3. 临床意义

（1）隐血阳性可见于各种引起血管内溶血的疾病，如 6-磷酸葡萄糖脱氢酶缺乏患者在食蚕豆或用药物伯氨喹、磺胺、非那西丁时引起的溶血。

（2）血型不合引起急性溶血、阵发性冷性或睡眠性血红蛋白尿症。

（3）重度烧伤、毒蕈中毒、毒蛇咬伤。

（4）自身免疫性溶血性贫血、系统性红斑狼疮等。

（二）肌红蛋白尿检查

肌红蛋白（Mb）是横纹肌、心肌细胞内的一种含亚铁血红素的蛋白质，其结构及特性与血红蛋白相似，但仅有一条肽链，分子量为 1.6 万～1.7 万。当有肌肉损伤时，肌红蛋白释放进入血循环，因分子量较小，易通过肾小球滤过，排入尿中。

1. 方法学评价

（1）化学法：因 Mb 分子中含血红素基团，也具有类似过氧化物酶样活性，故以往经常采用与血红蛋白相同的化学法检查。临床上已有多种隐血检查试剂及干化学试带，因此检查起来方便，灵敏度也较高。临床上常用来做过筛试验。

（2）分光光度法：Mb 的氧化物在 578 nm 处有吸收光谱；而 Hb 在 568 nm 处有吸收光谱，借此可将二者区别，但不够敏感。

（3）单克隆抗体免疫法：是最为敏感、特异的方法，既可作为确诊试验又可进行尿液中 Mb 定量分析。尤其对急性心肌梗死的肌红蛋白尿液检查具有重要的临床价值。

2. 参考值

定性试验：阴性。

3. 临床意义　肌红蛋白尿多发生于有肌肉损伤时，例如：①阵发性肌红蛋白尿，肌肉痛性痉挛发作后 72 小时，尿中出现 Mb；②创伤，如挤压综合征、子弹伤、烧伤、电击伤、手术创伤等；③组织局部缺血，如心肌梗死早期、动脉阻塞缺血；④砷化氢、一氧化碳中毒，巴比妥中毒，肌糖原积累等；⑤原发性（遗传性）肌疾病，如皮肤肌炎。

（三）本-周蛋白尿检查

本-周蛋白尿（BJP），又称本周氏蛋白，实质为免疫球蛋白轻链或其聚合体从尿中排出，特性为将尿液在 pH 4.5～5.5，56℃ 条件下加热出现白色浑浊及凝固，100℃ 煮沸后浑浊消失或明显减退，再冷却时又可重新凝固，又称凝溶蛋白。免疫球蛋白的轻链单体分子量为 2.3 万，二聚体分子量为 4.6 万。蛋白电泳时可在 α_2 球蛋白至 γ 球蛋白区带间的某个部位出现 M 区带，大多位于 γ 区带及 β-γ 区带之间。用已知抗 κ 和抗 λ 抗血清可进一步将其分型。BJP 可通过肾小球滤过膜滤出，若量超过近曲小管所能吸收的极限，则从尿中排出，在尿中排出率多于清蛋白。肾小管对 BJP 具有重吸收及异化作用，当 BJP 通过肾排泄时，可抑制肾小管对其他蛋白成分的重吸收，并可损害近曲、远曲小管，导致肾功能障碍及形成蛋白尿，同时有清蛋白及其他蛋白成分排出。

1. 方法学评价　加热凝固法一般需尿中 BJP 大于 0.3 g/L，有时甚至高达 2 g/L，且必须在合适的 pH 下才能检出。如尿中存在其他蛋白如清蛋白、球蛋白时，加酸后可出现沉淀，煮沸时沉淀不再溶解，影响判断结果。当 BJP 浓度过高时加热至沸腾，沉淀也可不再溶解。目前多用对甲苯磺酸法过筛，灵敏度高。如尿中存在清蛋白不沉淀，球蛋白大于 5 g/L 可出现假阳性。乙酸纤维膜或聚丙烯酰胺凝胶电泳对 BJP 的阳性检出率可达 97%，但如尿中含量较低，则需预先浓缩。

2. 临床意义　35%～65% 多发性骨髓瘤的病例尿液中可出现 BJP，且多为 λ 型。早期 BJP 可呈间歇性排出，半数病例每日大于 4 g，最多达 90 g。在血性腹腔积液或其他体液中也可查出。约 15% 的巨球蛋白血症患者也可出现 BJP 尿。重链病中 μ 链病也可有 BJP 尿。此外，淀粉样变性恶性淋巴瘤、慢性淋巴细胞白血病、转移癌、慢性肾炎、肾盂肾炎、肾癌等患者尿中也偶见 BJP，其机制还不清楚，可能与尿中存在免疫球蛋白碎片有关。动态观察 BJP 有助于了解是否伴有肾功能不全。BJP 产生水平常可反映产生 BJP 的单克隆细胞数，因此测定 BJP 对观察骨髓瘤病程和判断化疗效果等都有一定意义。

（四）尿液 β_2 微球蛋白检查

血清 β_2 微球蛋白（β_2M）平均浓度为 1.8 mg/L，β_2M 可自由通过肾小球滤过膜，在肾小管被重吸收，故尿中仅含滤量的1%。可采用酶免疫法或放射免疫法测定。

1. 参考值

血：β_2M <3 mg/L。

尿：β_2M <0.2 mg/L。

2. 临床意义

（1）血或尿中的β_2M可用于肾小球与肾小管损伤的鉴别。当肾小管损伤时，如急性肾小管炎症、肾小管坏死、药物及毒物（如庆大霉素、汞、镉、铬、金制剂等）引起肾小管损害，使得肾小管重吸收不良，尿中排出β_2M增高。肾小球病变早期，虽然肾小球通透性增加，β_2M大量滤过，但因肾小管重吸收功能尚好，故血或尿中β_2M均不增高。肾小球病变晚期，滤过功能降低，血中β_2M可明显增加。

（2）单纯性膀胱炎时尿中的β_2M正常。

（3）肾移植后如有排异反应，影响肾小管功能，尿中β_2M含量增加。

（4）自身免疫性疾病如红斑狼疮活动期，造血系统恶性肿瘤如慢性淋巴细胞白血病时，因β_2M合成加快，血中β_2M增加，尿中β_2M含量也可增高。

（五）尿含铁血黄素定性检查

人体内约有25%的储存铁，以铁蛋白和含铁血黄素两种形式存在。尿含铁血黄素是一种黯黄色不稳定的铁蛋白质聚合物，呈颗粒状。当发生血管内溶血时，大部分血红蛋白随尿排出产生血红蛋白尿，其中一小部分游离血红蛋白被肾小管上皮细胞吸收并分解为含铁血黄素，当细胞脱落时随尿排出。

1. 测定方法及评价　当尿中有含铁血黄素时，其中的高铁离子（Fe^{3+}）与亚铁氰化钾作用，在酸性环境中，生成蓝色的亚铁氰化铁沉淀，称为普鲁氏（Prussian）蓝反应；而含铁血黄素的低铁离子（Fe^{2+}）在酸性环境中被高铁氰化钾氧化成Fe^{3+}参加反应。本法阳性是诊断血管内溶血的有用指标，但尿含铁血黄素定性检查阴性也不能完全排除血管内溶血，因为只有含铁血黄素颗粒直径在1 μm以上时，才能在显微镜下观察出来。

2. 质量控制

（1）留清晨第一次尿，将全部尿液自然沉淀，再取沉淀物离心，提高阳性检出率。

（2）所用盛尿容器，检验用试管、玻片、试剂均应防止铁剂污染，否则会出现假阳性。

（3）每次试验应做阴性对照。如亚铁氰化钾与盐酸混合即显深蓝色，表示试剂已被污染。

（4）要保持盐酸的浓度，试验时盐酸过少，易出现假阴性。

3. 参考值

定性试验：阴性。

4. 临床意义

急、慢性血管内溶血，阵发性睡眠性血红蛋白尿症可引起含铁血黄素尿。在溶血初期，由于血红蛋白尚未被肾小管上皮细胞吸收，未形成含铁血黄素排出，虽然有血红蛋白尿，但该试验可呈阴性，而隐血试验可呈阳性。但有时血红蛋白含量少，隐血试验呈阴性，但本试验呈阳性。

（六）尿液亚硝酸盐定性检查

当尿液中有病原微生物增殖，并且尿液在膀胱中存留足够长时间的情况下，某些含有硝酸盐还原酶的感染病原菌可将尿中的硝酸盐还原为亚硝酸盐。最常见的细菌有：大肠杆菌属、克雷伯杆菌属、变形杆菌、假单孢菌属等。此外，产气杆菌、铜绿假单胞菌、某些厌氧菌以及真菌也富含硝酸盐还原酶。因此，亚硝酸盐定性试验可作为泌尿系统感染的筛选指标之一。

1. 测定方法及评价 NIT 测定基本上都是利用格氏（Griss）原理，即 NIT 先与对氨基苯磺酸或氨基苯磺酰胺反应形成重氮盐，再与 α-萘胺结合形成红色偶氮化合物。

（1）湿化学法：即将混合药物的干粉直接与尿液作用，观察颜色的变化。此法使用方便，检测快速。

（2）干化学法：目前临床广泛使用的多联干化学试带是根据 Griss 原理设计开发的，主要用于检测尿路因大肠杆菌感染产生的亚硝酸盐。使用含白细胞测定模块的多联干化学试带对泌尿系统感染的诊断筛查更有意义。NIT 反应敏感度为 0.3~0.6 mg/L。此法也可用于仪器检测。

由于 Griss 反应取决于以下 3 个条件：感染的病原微生物的种类，尿液滞留时间，硝酸盐的存在。因此，NIT 测定对泌尿系统感染的阳性检出率并非 100%。

2. 参考值

定性试验：阴性。

3. 质量控制

（1）防止假阳性干扰：当标本被非感染性细菌污染时会呈假阳性，因此应用新鲜标本测定。

（2）减少假阴性干扰。

1）最好使用晨尿，以便尿液在膀胱内有足够的存留时间使细菌完成还原作用。

2）患者服用利尿剂后，由于排尿次数增多会使结果呈假阴性。大剂量维生素 C 可抑制 Griss 反应而呈假阴性。

3）硝基呋喃可降低试验的敏感度，使用抗生素后可抑制细菌活动使反应转为阴性。

4）其他：高比重尿使反应的敏感度降低，当 NIT 含量小于 1 mg/L 时结果会呈阴性。另外若饮食中摄入蔬菜、水果过少，也会呈阴性。

（3）结果分析：本试验只针对具有硝酸盐还原酶的病原体，因此在分析结果时应结合镜检报告。仅有 NIT 阴性不能排除泌尿系统感染，反之 NIT 阳性也未必一定有泌尿系统感染，应进一步进行细菌学检查。

4. 临床意义 该指标可作为泌尿系统感染的过筛试验，但 NIT 阴性不能排除感染。

（七）尿卟啉定性检查

卟啉是构成血红蛋白、肌红蛋白及细胞色素等的重要成分，是血红素合成的中间体。正常人血和尿中含有很少量的卟啉类化合物。卟啉病患者卟啉代谢紊乱，其产物大量由尿和粪便排出。尿液中排出过多的卟啉即卟啉尿。可用乙酸乙酯提取尿中卟啉，再转入盐酸溶液，盐酸溶液中卟啉在紫外线照射下显红色荧光。本法最低检出量为 200 μg/L 尿。也可用溶剂抽提后，用分光光度法、薄层层析法、高效液相层析法等做定量测定。正常人为阴性，阳性见于卟啉病患者。卟啉病是由于人体内一些酶缺陷，在血红蛋白合成过程中产生过多的卟啉或其前体的疾病。本病常为遗传性，后天性多因肝炎、肝硬化、化学药物和铅中毒引起。

（八）尿苯丙酮酸定性检查

苯丙酮酸是苯丙氨酸的代谢产物。苯丙酮酸尿是氨基酸尿的一种，为常染色体隐性遗传疾病。发病机制是由于肝脏中缺乏 L-苯丙氨酸羟化酶，苯丙氨酸不能转化为酪氨酸，只能转变为苯丙酮酸，大量苯丙酮酸不能被肾小管重吸收而排入尿中。尿苯丙酮酸定性检查（三氯化铁试验）是尿液中的苯丙酮酸与三价铁离子作用产生蓝绿色反应。该法较敏感，操作简单，试剂便宜，容易获得，缺点是尿中的干扰物质较多，与三氯化铁有显色反应，应注意观察。干扰显色而导致假阴性的是磷酸盐，可先用沉淀剂将磷酸盐转变成磷酸铵镁沉淀除去，如对羟基芬布芬、胆红素、尿黑酸、丙酮酸、乙酰乙酸、对氨基水杨酸、氨基比林等。正常人为阴性，苯丙酮酸尿患儿出生后 5~15 天即可出现阳性，当排出量大于 0.5 g/24 h 时才能查出。

（史小霞）

第四节　尿液沉渣检验

一、尿液沉渣显微镜检查

（一）制片

1. 取尿液　取刻度离心管，倒入混合后的新鲜尿液 10 mL。

2. 离心　1 500 转/分离心 5 分钟。

3. 弃液　吸去上清液，留下 0.2 mL 尿沉渣。

4. 混匀　将尿沉渣混匀。

5. 涂片　用滴管吸取混匀尿沉渣 1 滴，滴在载玻片上，用盖玻片覆盖；或滴入专用的尿沉渣计数板中。

（二）镜检

先用低倍镜（10×）观察管型、上皮细胞及结晶，再换到高倍镜（40×）观察红细胞、白细胞，分别观察 20 个低倍镜视野和 10 个高倍镜视野，以观察到的最低值和最高值报告或平均值报告。

（三）注意事项

1. 鉴别管型　应注意管型与假管型（如结晶团、细胞团、类圆柱体、黏液丝）的鉴别。

2. 鉴别其他　注意鉴别红细胞（RBC）与酵母菌等。

尿液显微镜检查是用显微镜对尿液中的有形成分进行鉴别观察，识别尿液中细胞、管型、结晶、细菌、寄生虫等各种病理成分，辅助泌尿系统疾病定位诊断、鉴别诊断及预后判断的重要常规实验项目。在一般性状检查或化学实验中不能发现的变化，常可通过尿液显微镜检查发现。如尿蛋白检查为阴性者，镜检却可见少量红细胞，这说明在判断尿沉渣结果时，必须与物理、化学检查结果相互参照，并结合临床资料等进行综合分析判断。

二、细胞检查

（一）红细胞

正常人尿中排出红细胞较少，如每个视野见到 1~2 个红细胞时应考虑为异常，若每个高倍视野均可见到 3 个以上红细胞，则诊断为镜下血尿。新鲜尿中红细胞形态对鉴别肾小球源性和非肾小球源性血尿有重要价值，因此除注意尿中红细胞数量外还要注意其形态。

1. 形态　用相差显微镜观察，可将血尿分成 3 种。

（1）均一红细胞血尿：红细胞外形大小正常，在少数情况下也可见到因丢失血红蛋白使细胞外形轻微改变而形成棘红细胞。总之，均一红细胞血尿中红细胞形态较一致，整个尿标本中不超过两种以上的红细胞形态类型。

（2）变形红细胞血尿：红细胞大小不等，呈两种以上的多形性变化。常见以下形态：胞质从胞膜向外突出呈相对致密小泡，胞膜破裂，部分胞质丢失；胞质呈颗粒状，沿细胞膜内侧间断沉着；有皱缩的红细胞及大型红细胞，胞质沿边缘沉着；细胞的一侧向外展，类似葫芦状或发芽状；胞质内有散在的相对致密物，呈细颗粒状；胞质向四周集中形似炸面包圈样，以及破碎的红细胞等。

（3）混合性血尿：为上述两种血尿的混合，依据其中哪一类红细胞超过 50% 又可分为以变形红细胞为主和以均一红细胞为主两种。肾小球源性血尿多为变形红细胞血尿，或以其为主的混合性血尿，可通过相差显微镜诊断，与肾活检的诊断符合率达 96.7%。非肾小球疾病的血尿，则多为均一性血尿，与肾活检诊断符合率达 92.6%。如果进一步用扫描电镜观察血尿标本，可观察到红细胞表面的细微变化，如红细胞有帽状、碗状、荷叶状、花环状等，即使红细胞有轻微的形态变化也可检出。

注意：不要把酵母菌误认为红细胞。

2. 临床意义　正常人特别是青少年在剧烈运动、急行军、冷水浴、久站或重体力劳动后可出现暂时性镜下血尿，这种一过性血尿属正常生理性变化范围。女性患者还应注意月经污染问题，应通过动态观察加以区别。引起血尿的疾病很多，可以归纳为下述 3 类原因：

（1）泌尿系统自身的疾病：泌尿系统各部位的炎症、肿瘤、结核、结石、创伤、肾移植排异、先天性畸形等均可引起不同程度的血尿，如急、慢性肾小球肾炎，肾盂肾炎，泌尿系统感染，肾结石，肾结核等，都是引起血尿的常见原因。

（2）全身其他系统的疾病：主要见于各种原因引起的出血性疾病，如特发性血小板减少性紫癜、血友病、DIC、再生障碍性贫血和白血病并发有血小板减少时，某些免疫性疾病如系统性红斑狼疮等也可发生血尿。

（3）泌尿系统附近器官的疾病：如前列腺炎、精囊炎、盆腔炎等患者尿中也偶尔见到红细胞。

（二）白细胞

除在肾移植术后发生排异及淋巴细胞白血病时可在尿中见到淋巴细胞外，尿中白细胞一般主要是中性分叶核粒细胞。尿中的白细胞来自血液，健康成人尿中排出的白细胞和上皮细胞不超过 200 万/24 小时。因此在正常尿中于每个高倍视野下可偶然见到 1~2 个白细胞，如果每个高倍视野见到 5 个以上白细胞为增多。

1. 形态　白细胞体积比红细胞大，呈圆球形，在中性、弱酸性或碱性尿中均见不到细胞核，通过染色可清楚地看到核结构。炎症时白细胞发生变异或已被破坏外形变得不规则，结构不清，称为脓细胞。急性肾盂肾炎时，在低渗条件下有时可见到中性粒细胞内颗粒呈布朗分子运动，由于光折射，在油镜下可见灰蓝色发光现象，因其运动似星状闪光，故称为闪光细胞。

2. 临床意义

（1）泌尿系统有炎症时可见到尿中白细胞增多，尤其在细菌感染时，如急、慢性肾盂肾炎，膀胱炎，尿道炎，前列腺炎，肾结核等。

（2）女性阴道炎或宫颈炎、附件炎时可因分泌物进入尿中，而见白细胞增多，常伴有大量扁平的上皮细胞。

（3）肾移植后如发生排异反应，尿中可出现大量淋巴细胞及单核细胞，肾盂肾炎时也偶可见到。

（4）尿液白细胞中单核细胞增多，可见于药物性急性间质性肾炎及新月形肾小球肾炎。急性肾小管坏死时单核细胞减少或消失。

（5）尿中出现大量嗜酸性粒细胞时称为嗜酸性粒细胞尿，可见于某些急性间质性肾炎患者。药物导致的变态反应，或在尿道炎等泌尿系统其他部位的非特异性炎症时，也可出现嗜酸性粒细胞尿。

（三）上皮细胞

尿中所见上皮细胞由肾小管、肾盂、输尿管、膀胱、尿道等处脱落掉入尿液中。肾小管上皮细胞为立方上皮细胞，在肾实质损伤时可出现于尿液中。肾盂、输尿管、膀胱等处均覆盖移行上皮细胞。尿道为假复层柱状上皮细胞，近尿道外为复层扁平鳞状上皮细胞。在这些部位有病变时，尿中相应的上皮细胞会增多。男性尿中偶尔可见到前列腺细胞。

1. 鳞状上皮细胞　正常尿中可见少量鳞状上皮细胞，这种细胞大而扁平，胞质宽阔呈多角形，含有小而明显的圆形或椭圆形的核。女性尿中可成片出现，无临床意义，如同时伴有大量白细胞应怀疑有泌尿生殖系统炎症，如膀胱炎、尿道炎等。在肾盂肾炎时也增多，肾盂、输尿管结石时也可见到。

2. 移行上皮细胞　正常时少见，有多种形态，如呈尾状称尾状上皮细胞，含有一个圆形或椭圆的核，胞质多而核小。在肾盂、输尿管或膀胱颈部炎症时可成片脱落，但形态随脱落部位而稍有区别。

3. 肾小管上皮细胞　来自肾小管，大小约为中性粒细胞的 1.5 倍，含一个较大的圆形细胞核，核膜很厚，因此细胞核突出易见，在尿中易变形呈不规则的钝角状，胞质中有小空泡、颗粒或脂肪小滴。这种细胞在正常人尿中极为少见，在急性肾小管肾炎时可见到，急性肾小管坏死的多尿期可大量出现。肾移植后如出现排异反应也可见成片脱落的肾小管上皮细胞。在慢性肾炎、肾梗死、充血性梗阻及血红蛋白沉着时，肾小管上皮细胞质中如出现脂肪颗粒或含铁血黄素颗粒，甚至将细胞核覆盖者称为复粒细胞。

（四）吞噬细胞

吞噬细胞比白细胞大 2~3 倍，为含吞噬物的中性粒细胞，可见于泌尿道急性炎症，如急性肾盂肾炎、膀胱炎、尿道炎等，且常伴有白细胞增多。

（五）肿瘤细胞

泌尿系统的肿瘤细胞脱落可随尿排出，用瑞氏-吉姆萨染色或巴氏染色进行识别辨认。

三、管型检查

管型为尿沉渣中有重要意义的成分，它的出现往往提示有肾实质性损害。它是尿液中的蛋白质和细胞颗粒成分在肾小管、集合管内凝固形成的圆柱状结构物。管型的形成必须有蛋白尿，形成基质物为 Tamm-Horsfall（T-H）糖蛋白。在病理情况下，由于肾小球基底膜的通透性增加，大量蛋白质由肾小球进入肾小管，在肾远曲小管和集合管内浓缩（水分吸收）酸化（酸性物增加），在肾小管腔内凝集、沉淀，形成管型。

管型形成的必要条件是：①原尿中含有一定量的蛋白质（原尿中的清蛋白和肾小管分泌的 T-H 蛋白）；②肾小管有使尿液浓缩酸化的能力，同时尿流缓慢及局部性尿液积滞，肾单位中形成的管型在重新排尿时随尿排出；③具有可供交替使用的肾单位。尿液通过炎症损伤部位时，有白细胞、红细胞、上皮细胞等脱落，这些细胞黏附在处于凝结过程的蛋白质上形成细胞管型。如附着的细胞退化变性，崩解成细胞碎屑，则形成粗颗粒或细颗粒管型。在急性血管内溶血时大量游离血红蛋白从肾小球滤过，在肾小管内形成血红蛋白管型。如肾小管上皮细胞出现脂肪变性，可形成脂肪管型，进一步变性可形成蜡样管型。

根据管型内含物的不同可分为透明、颗粒、细胞（红细胞、白细胞、上皮细胞）、血红蛋白、脂肪、蜡样等管型，还应注意细菌、真菌、结晶体及血小板等特殊管型。

（一）透明管型

透明管型主要由 T-H 糖蛋白构成。这种管型呈规则的圆柱体状，无色、半透明，两端钝圆，质地薄，但也有少许颗粒及少量细胞黏附在管型外或包含于其中。透明管型一般较狭窄而短，但也有形态较大者，多呈直形或稍弯曲状。观察透明管型应将显微镜视野调暗，否则易漏检。在剧烈运动、发热、麻醉、心功能不全时，肾受到刺激后尿中可出现透明管型。大量出现见于急、慢性肾小球肾炎，肾病，肾盂肾炎，肾瘀血，恶性高血压，肾动脉硬化等疾病。急性肾炎时透明管型常与其他管型并存于尿中，慢性间质性肾炎患者尿中可持续大量出现。

（二）细胞管型

细胞管型为含有细胞成分的管型，其中细胞成分超过管型的 1/3 体积。按细胞类别可分为红细胞管型、白细胞管型和肾小管上皮细胞管型和复合管型。

1. 红细胞管型　指管型中以红细胞为主（超过 1/3 体积），通常管型内的红细胞已被破坏。尿中见到红细胞管型，提示肾单位内有出血，可见于肾小球或肾小管出血。常见于溶血性输血反应、急性肾小管坏死、肾出血、肾移植术后产生排异反应。

2. 白细胞管型　指管型内以白细胞为主（超过 1/3 体积），管型中白细胞多为退化变性坏死的白细胞。此种管型出现表示有化脓性炎症，常见于急性肾盂肾炎、间质性肾炎等，也可见于红斑狼疮肾炎、肾病综合征及肾小球肾炎等。

3. 肾小管上皮细胞管型　指管型内以肾小管上皮细胞为主（超过 1/3 体积）。所含细胞比白细胞略大，常见叠瓦状排列，根据细胞核的形状可与白细胞进行区别。此管型出现提示肾小管受累，肾小管上皮细胞剥离变性。常见于急性肾小管坏死，急性肾炎，肾淀粉样变性，间质性肾炎及重金属、药物中毒等。

4. 复合管型　指两种以上细胞同时存在的混合管型，如果识别困难，可统称为细胞管型。主要见于活动性肾小球肾炎、缺血性肾小球坏死及肾梗阻等。

有时管型中的细胞成分难以区别，可笼统称为细胞管型，必要时可借助化学染色来区别。在 DIC 时，尿液中可出现血小板管型，可用相差显微镜或经抗血小板膜糖蛋白的 McAb 加以区别。

（三）颗粒管型

颗粒管型内含大小不同的颗粒物，其量超过 1/3 体积时称为颗粒管型。颗粒来自崩解变性的细胞残渣，也可由血浆蛋白及其他物质直接聚集于 T-H 糖蛋白基质中形成。其外形常较透明管型短且宽，呈淡黄褐色或棕黑色，还可根据颗粒的大小分成粗颗粒、细颗粒管型。可见于肾实质性病变，提示肾单位内淤滞，如急、慢性肾小球肾炎，肾病，肾动脉硬化等。药物中毒损伤肾小管及肾移植术发生排异反应时也可见到。

（四）宽幅管型

宽幅管型又称肾功能不全管型，宽度可为一般管型的 2~6 倍，也有较长者。宽幅管型形似蜡样管型但较薄，可由损坏的肾小管上皮细胞碎屑在内径宽大的集合管内凝聚而成，或因尿液长期淤积使肾小管扩张，形成粗大管型，可见于肾功能不全患者的尿液中。急性肾功能不全者在多尿早期可大量出现这种类型的管型，随着肾功能的改善逐渐减少消失。宽幅管型出现于慢性肾炎晚期尿毒症时，常表示预后不良。

（五）脂肪管型

脂肪管型内可见大小不等、折光性很强的脂肪滴，也可见含有脂肪滴的肾小管上皮细胞，可用脂肪染色鉴别。脂肪管型为肾小管损伤后上皮细胞脂肪变性所致，可见于慢性肾炎，尤其多见于肾病综合征。

（六）蜡样管型

蜡样管型为浅灰色或淡黄色、折光性强、质地厚、有切迹的管型，一般略有弯曲或断裂成平齐状。在肾单位慢性损害、长期少尿或无尿的情况下，由颗粒管型或细胞管型等长期滞留肾小管中演变而来，是细胞崩解的最后产物，也可由发生淀粉样变性的上皮细胞溶解后逐渐形成。它的出现提示肾小管的严重病变，预后差。可见于慢性肾小球肾炎晚期、肾功能不全及肾淀粉样变性时，也可在肾小管炎症和变性、肾移植慢性排异反应时见到。

（七）其他管型

1. 细菌管型　指管型中含有大量细菌。在普通光学显微镜下呈颗粒管型，可借助相差及干涉显微镜仔细识别，常见于肾脓毒性疾病。

2. 真菌管型　指管型中含有大量真菌。可见于真菌感染时，但辨认困难，常需用细菌学及特殊染色等手段识别。发现此类管型，可早期诊断原发性及播散性真菌感染，对抗真菌药物的监测有一定作用。

3. 结晶管型　指管型透明基质中含尿酸盐或草酸盐等结晶，临床意义类似相应的结晶尿。如管型中含小圆形草酸钙结晶时易被误认为是红细胞管型，应注意仔细观察，也可用细胞化学染色来区别。

4. 血小板管型　在弥散性血管内凝血患者尿中可见到血小板管型。

5. 胆红素管型　管型中充满金黄色的非晶形的胆红素颗粒称为胆红素管型。

6. 空泡变性管型　肾病综合征并发重症糖尿病的患者尿中，可见到泡沫状的空泡变性管型。

（八）类管型、黏液丝及与管型相似的物质

1. 类管型　为类圆柱体形态，与管型相似，但一端尖细扭曲或弯曲呈螺旋状。常与透明管型并存，可在急性肾炎患者尿液中见到，与肾脏血液循环障碍或肾受刺激有关。

2. 黏液丝　为长线条形，边缘不清，末端尖细卷曲，可见于正常尿中，如大量存在常提示尿道受刺激或有炎症反应。

3. 与管型相似物质　包括非晶形尿酸盐或磷酸盐团、细胞团，其他异物如棉、毛、麻的纤维，毛发及玻片上的纹痕等，均应与管型鉴别。

四、结晶检查

尿液中出现结晶称为晶体尿，除包括草酸钙、磷酸钙、磷酸镁铵、尿酸及尿酸盐等结晶外，还包括磺胺及其他药物析出的结晶。尿液中是否析出结晶，取决于这些物质在尿液中的溶解度、pH、温度及胶体状况等因素。当各种促进与抑制结晶析出的因子和使尿液状态维持稳定动态平衡的因素失衡时，可见结晶析出。尿结晶可分为代谢性、病理性两大类。代谢性结晶多来自饮食，一般无重要临床意义。

（一）尿内常见的结晶

1. 磷酸盐结晶　包括无定形磷酸盐、磷酸镁铵、磷酸钙等。常在碱性或近中性尿液中见到，可在尿液表面形成薄膜。三联磷酸盐结晶无色透明闪亮，呈屋顶形或棱柱形，有时呈羊齿草叶形，加乙酸可溶解，一般在正常代谢中产生。如果长期在尿液中见到大量的磷酸钙结晶，应与临床资料结合考虑是否患有甲状旁腺功能亢进、肾小管性酸中毒，或因长期卧床骨质脱钙等。感染引起结石时，尿中常出现磷酸镁铵的结晶。

2. 草酸钙结晶　为八面体，无色方形闪烁发光，有两条对角线互相交叉，有时呈菱形。不常见的形态为哑铃形或饼形，应与红细胞区别。结晶溶于盐酸但不溶于乙酸，属正常代谢成分，但又是尿路结石主要成分之一。如草酸盐排出增多，患者临床表现尿路刺激症状（尿痛、尿频、尿急）或有肾绞痛并发血尿，应注意有患尿路结石症的可能，患者尿中偶尔可见到排出的结晶团。

3. 尿酸结晶　肉眼可见类似红细砂粒，常沉积在尿液容器底层。在显微镜下可见呈黄色或黯棕红色的菱形、三棱形、长方形、斜方形的结晶体，可溶于氢氧化钠溶液。尿酸为机体核蛋白中嘌呤代谢的终产物，常以尿酸或尿酸铵、尿酸钙、尿酸钠的盐类形式随尿排出体外，正常情况下如多食含高嘌呤的动物内脏可使尿中尿酸增加，但在急性痛风症、小儿急性发热、慢性间质性肾炎、白血病时，因细胞核大量分解，可排出大量尿酸盐。在肾小管对尿酸的重吸收发生障碍时也可见到高尿酸盐尿。

4. 尿酸铵结晶　黄褐色不透明，常呈刺球形或树根状，为尿酸与游离铵结合的产物。尿酸铵结晶可在酸性、中性、碱性尿中见到，正常人尤其是小儿（新生儿、乳儿）尿中易见。尿液放置时间过长后见到此结晶多无意义，如果出现在新鲜尿中应考虑可能存在膀胱的细菌感染。

（二）其他病理性结晶

1. 胱氨酸结晶　为无色、六边形、边缘清晰、折光性强的薄片状结晶，由蛋白分解形成，在尿沉淀物中少见。其特点是不溶于乙酸而溶于盐酸，能迅速溶解于氨水中，再加乙酸后结晶可重新出现。胱氨酸结晶可于先天性胱氨酸代谢异常时大量出现。

2. 亮氨酸与酪氨酸结晶　尿液中出现的亮氨酸与酪氨酸结晶，为蛋白质分解产生。亮氨酸结晶为淡黄色小球形油滴状，折光性强，并有辐射及同心纹，特性为不溶于盐酸而溶于乙酸。酪氨酸结晶为略带黑色的细针状结晶，常成束成团，可溶于氢氧化钠而不溶于乙酸。这两种结晶不见于正常尿中，可见于有大量的组织坏死的疾病如急性重型肝炎、急性磷中毒患者尿中，在糖尿病性昏迷、白血病或伤寒等患者尿液中也可能出现。

3. 胆固醇结晶　在尿沉淀物中很少见胆固醇结晶，如有则多在尿液表面呈薄片状。胆固醇结晶形态为缺角的长方形或方形，无色透明，可溶于氯仿、乙醚。胆固醇结晶常在乳糜尿中看到，偶见于脓尿中。

4. 胆红素结晶　镜下观察外形为黄红色、成束针状或小块状结晶，由于氧化有时可呈非结晶体色素颗粒，加硝酸后因被氧化成胆绿素而呈绿色，可溶解于氢氧化钠或氯仿中。可见于黄疸、急性重型肝炎、肝癌及磷中毒等患者的尿中。

（三）药物结晶

1. 放射造影剂结晶　使用放射造影剂（如碘造影剂、尿路造影剂等）时患者如并发静脉损伤，可在尿中发现束状、球状、多形性结晶。尿比重可明显升高。结晶溶于氢氧化钠溶液，但不溶于乙醚、氯仿等有机溶剂。

2. 磺胺类药物结晶　某些磺胺类药物在体内乙酰化率较高，易在酸性尿中析出结晶引起血尿、肾损伤，甚至尿闭。磺胺嘧啶结晶为棕黄色不对称的麦秆束状或球状。磺胺甲基异噁唑结晶为无色透明、长方形（或正方形）的六面体，似厚玻璃块，厚度大，边缘有折光阴影，散在或集束成"+""×"形等排列。

3. 解热镇痛药结晶　退热药如阿司匹林、磺基水杨酸也可在尿中出现双折射性斜方形或放射性结晶，应加以注意。

此外由于新药日益增多，也有一些可能在尿中出现结晶，但尚未被人识别。因此对尿中出现异常结晶应多加研究，以识别其性质及来源。

五、其他成分检查

（一）脂肪球

肾上皮细胞、白细胞发生脂肪变性，尿中可见发亮的大小不等的小滴（不足以形成乳糜尿），可被苏丹Ⅲ染色，多见于肾病综合征。

（二）细菌

正常人的尿液自形成到储存在膀胱中，这一阶段是没有细菌的，实验中检出的少量细菌，主要来自外生殖器。尿液是一种很好的培养基，放置后有利于细菌的生长繁殖，在夏季更为明显，因此尿液的细菌检查如不用无菌手段采取新鲜尿液，并立即进行检查是没有临床意义的。

（三）真菌

糖尿病患者、女性尿及碱性尿中有时可见酵母样真菌。一般无色，大小为 $2.5 \sim 5 \ \mu m$ 的椭圆形或圆柱形，有时有芽生孢子而群集。念珠真菌还可见到假菌丝。

（四）寄生虫

阴道毛滴虫多见于女性尿中，也可偶见于男性尿中，一般为感染所致。无色、大小为 $10 \sim 30 \ \mu m$，呈纺锤状，有鞭毛，在夏季新鲜尿中可见运动活泼，如失去活力且形体较小者，应与白细胞进行鉴别。

（五）精子

多见于男性遗精后及前列腺炎患者的尿中，也见于性交后的两性尿中。

（史小霞）

第五节　干化学尿液分析仪检验

尿液分析仪包括干化学尿液分析仪和尿沉渣分析仪，以下对更常用的干化学尿液分析仪进行介绍。干化学尿液分析将临床常用的多个尿液检验项目组合在 1 条多联试剂带上，浸入尿液 1 次就可自动检测多个项目，操作方便、检测快速。由于方法学的局限性，结果显示仅为定性或分级式半定量，同时干扰因素较多。主要用于临床常规检查、健康体检和某些疾病的筛检，显微镜复检仍作为尿液有形成分检查的确证方法。

干化学尿液分析仪分为半自动和全自动两类，主要采用干化学法检测尿液中的化学成分。1850 年，法国化学家 Maumene 采用羊毛纤维作为试剂带检测尿液葡萄糖。1956 年 Commer 和 Free 用单试纸条检测尿蛋白和葡萄糖。20世纪80年代，由于计算机技术的发展和应用，干化学尿液分析技术在美国、德国和日本等国家迅速发展并广泛应用于临床。1985年我国第一台干化学尿液分析仪诞生，20世纪90年代出现专用的试剂带及尿液10项分析仪。目前，干化学尿液分析仪已能够在1条试剂带上同时测定8~11个项目，检测速度更快（每小时超过140个标本），结果准确性不断提高。同时，尿液颜色、透明度等理学项目也实现了自动化检测。

一、干化学尿液分析仪试剂带参数及反应原理

临床常用的尿液分析仪检测试剂带主要包括pH、比重、蛋白质、葡萄糖、白细胞、隐血、酮体、亚硝酸盐、胆红素、尿胆原10个项目。随着临床需要和技术进步，也可增加维生素C、肌酐等检验项目。

1. 酸碱度　采用酸碱指示剂法，常用甲基红和溴麝香草酚蓝组成复合型指示剂（前者pH 4.6~6.2，后者pH 6.0~7.6），呈色pH范围为4.5~9.0，颜色发生由橘黄色、绿色到蓝色的变化。

2. 比重　试剂带主要含有多聚电解质（甲乙烯酸酐马来酐）、酸碱指示剂（溴麝香草酚蓝）及缓冲物。尿液离子浓度与经过处理的多聚电解质的pKa改变相关。尿液电解质与试剂带的多聚电解质的H^+发生置换，被置换出的H^+使指示剂溴麝香草酚蓝发生颜色变化（从蓝色到绿色，再到黄色）。根据颜色变化换算成尿液电解质浓度，以电解质浓度再换算成比重。

3. 蛋白质　采用pH指示剂蛋白质误差原理。试剂块中含有酸碱指示剂（溴酚蓝，显色pH范围为3.0~4.6），在酸性条件下，当溶液中存在蛋白质时，蛋白质离子与带相反电荷的指示剂离子结合生成复合物，引起指示剂进一步电离，当超过缓冲范围，指示剂发生颜色变化，其颜色深浅与蛋白质含量呈正比。

干化学法对清蛋白灵敏（灵敏度范围为70~100 mg/L），对黏蛋白和低相对分子质量的蛋白质（如Tamm-Horsfall蛋白、Bence-Jones蛋白等）不灵敏，对球蛋白的灵敏度仅为清蛋白的1/100~1/50。免疫化学法和其他清蛋白检测方法较干化学法灵敏，如速率散射免疫比浊法的灵敏度为2 mg/L。因此，对于初诊病人、健康体检和疾病筛检等可采用干化学法；而对于已确诊的病人，尤其肾病病人，在进行疗效观察和预后判断时，宜采用免疫化学法和其他清蛋白检测方法。

4. 葡萄糖　采用葡萄糖氧化酶法。该法能特异性地检出尿液葡萄糖（GLU）。尿液葡萄糖在葡萄糖氧化酶的催化下，生成葡萄糖酸内酯和过氧化氢。在有过氧化物酶存在时，以过氧化氢为电子受体使色素原氧化而呈色。常用色素原有邻甲联苯胺、碘化钾等。色素原不同，呈色可为蓝色、红褐色或红色。

5. 隐血　采用过氧化物酶法。血红蛋白的亚铁血红素具有弱的过氧化物酶样活性，以催化H_2O_2作为电子受体使色素原（邻甲联苯胺、氨基比林、联苯胺等）氧化呈蓝绿色，其颜色的深浅与血红蛋白含量成正比。

6. 白细胞　白细胞（LEU）试剂管主要含吲哚酚酯、重氮盐及其他物质。中性粒细胞和巨噬细胞胞质含有酯酶，酯酶能水解吲哚酚酯生成吲哚酚和有机酸，吲哚酚与重氮盐反应形成紫红色缩合物，颜色深浅与粒细胞和巨噬细胞数量成正比。

7. 亚硝酸盐　采用亚硝酸盐（NIT）还原法，其化学反应基础是Griess试验。亚硝酸盐试剂块主要含有对氨基苯砷酸和3-羟基-1,2,3,4-四氢苯喹啉。NIT先与前者形成重氮盐，再与后者结合形成红色偶氮化合物，试剂块颜色由黄色变红色，颜色深浅与尿液NIT含量成正比，但与细菌数量不成比例。

8. 酮体　酮体（KET）包括乙酰乙酸、丙酮和β-羟丁酸。采用亚硝基铁氰化钠法，即亚硝基铁氰

化钠与尿液乙酰乙酸或丙酮反应生成紫色化合物，颜色深浅与乙酰乙酸或丙酮含量成正比。本法与β-羟丁酸不反应。

9. 胆红素　采用重氮反应原理。试剂块主要含有2,4-二氯苯胺重氮盐缓冲剂及其他表面活性物质。在强酸性介质中，结合胆红素与2,4-二氯苯胺重氮盐起偶联反应而成紫红色。颜色深浅与胆红素（BIL）含量成正比。

10. 尿胆原　采用Ehrlich醛反应原理或偶氮反应原理。尿胆原（URO）试剂块主要含有对二甲氨基苯甲醛（或对-甲氧基苯重氮四氟化硼）、缓冲剂及其他表面活性物质。

（1）Ehrlich醛法：利用尿胆原在强酸性条件下与对二甲氨基苯甲醛发生醛化反应生成樱红色缩合物，颜色深浅与尿胆原含量有关。

（2）偶氮法：在强酸性条件下，尿胆原与对-甲氧基苯重氮四氟化硼发生重氮盐偶联反应生成胭脂红色化合物，颜色深浅与尿胆原含量呈正比。

11. 维生素C　采用还原反应原理。维生素C具有1,2-烯二醇还原性基团，甲基绿、磷钼酸缓冲液、噻嗪化合物与尿液维生素C反应，形成钼蓝，颜色由蓝色变成紫色，颜色深浅与尿液维生素C含量呈成正比。

12. 肌酐　采用酮复合物的氧化反应原理。尿液肌酐检测主要用于评估尿液蛋白质、激素和其他物质的分泌率，是近年新推出的一种干化学法，如低浓度蛋白质/肌酐化学试剂带。共有2个试剂块参与反应。一个反应块检测蛋白质，另一个反应块检测肌酐，得到蛋白质/肌酐的比值。尿液高浓度的血红蛋白或肌红蛋白（>50 mg/L）会引起假阳性，尿液中存在EDTA时可出现假阴性。目前在我国，采用干化学法检测肌酐的不多，其临床应用价值、影响因素等都有待进一步探索。

二、干化学尿液分析仪检验的质量控制

（一）质量控制

干化学尿液分析仪以其简便、快速、重复性好、一次检测可以得到多个项目等优势，在临床上广泛应用。但是，其缺陷和不足也较为明显，如结果为定性或半定量，灵敏度和特异性不高等问题。另外，由于各项目的检测原理是依据对应试剂块化学反应后颜色变化，任何外源性物质或人为因素、试剂因素、环境因素等对尿液标本、试剂块的干扰，均可引起检测结果的偏差或错误，出现假阳性或假阴性。因此，质量控制应贯穿于检验前、检验中和检验后的全过程，尽可能减少和消除可能引起的结果偏差。

（二）异常结果验证和显微镜复检

由于干化学法的检测受多种干扰因素（标本因素、理化因素、病原菌因素、操作因素、试剂因素）的影响，其结果的假阳性和假阴性在所难免。对于异常（阳性）结果，有必要选用其他方法进行验证和确证，这是质量保证的重要环节。

1. 干化学法的确证试验　尿蛋白的确证试验为磺基水杨酸法，尿液葡萄糖的确证试验为葡萄糖氧化酶定量法，尿液胆红素的确证试验为Harrison法，尿液白细胞、红细胞确证试验为显微镜检查。美国临床和实验室标准协会（CLSI）建议尿液比重参考方法为折射计法。

2. 干化学法的不足与显微镜复检

（1）干化学法的不足：①检验尿液白细胞、红细胞的方法是间接性的。②不能判断尿红细胞形态特征。③对球蛋白不灵敏，不适用于肾病病人。④干扰因素多，易出现假阳性或假阴性。⑤亚硝酸盐只

能检出含有硝酸盐还原酶的细菌。

（2）复检原则：①医生提出了显微镜检查要求。②泌尿外科病人、肾病科病人、糖尿病病人、应用免疫抑制剂的病人、妊娠期妇女等。③尿液白细胞、隐血、蛋白质、亚硝酸盐 4 项结果中任意 1 项结果异常。④任何 1 项物理、化学试验出现结果异常。但是，如果尿液白细胞、红细胞、蛋白质和亚硝酸盐均为阴性，可不进行显微镜复检。

三、干化学尿液分析仪检验的临床应用

干化学尿液分析仪以其操作简单、检测速度快、项目多、结果准确等特点，在临床上广泛应用，各检测项目临床应用见表 2-12。

由于干化学法的局限性，显微镜复检必不可少。因为在临床实际应用中，2 种原理不同的方法可出现完全不相符合的检验结果。显微镜检查法通过显微镜的分辨、放大作用，可直观、真实、可靠地观察细胞。而干化学法是根据多联试剂带上各模块化学反应颜色的深浅变化，来间接辨别细胞的有无和多少。通常出现的不相符情况和评价见表 2-13。

表 2-12　干化学尿液分析仪检测的临床应用

指标	临床应用
比重（SG）	监测泌尿系统结石病人尿液的物理变化
酸碱度（pH）	①了解体内的酸碱平衡。②监测 pH 变化。③检测 pH 变化对试剂带其他模块反应的影响
蛋白质（PRO）	①健康体检，筛检早期病人。②监测尿蛋白的变化
葡萄糖（GLU）	①健康体检，筛检早期病人。②用于尿糖检测。③监测糖尿病病人和孕妇尿糖的变化
酮体（KET）	监测糖尿病酮症酸中毒和其他酮症的情况
胆红素（BIL）	①健康体检，筛检早期病人。②鉴别黄疸。③作为对肝脏有毒性化学药品中毒的检验项目
亚硝酸盐（NIT）	用于菌血症的筛检
尿胆原（URO，UBG）	①健康体检，筛检早期病人。②鉴别黄疸。③作为对肝脏有毒性化学药品中毒的检验项目
白细胞（WBC，LEU）	用于泌尿系统感染的监测
红细胞（RBC，ERY，OB）	①健康体检，筛检早期病人。②泌尿系统疾病监测。③血管内溶血疾病的检测

表 2-13　干化学法和显微镜检查法不相符情况和评价

检测项目	干化学法	显微镜检查法	评价
白细胞	+	−	尿液在膀胱中贮存时间过长，致白细胞破坏、粒细胞酯酶释放
	−	+	以尿液淋巴细胞或单核细胞为主，见于肾移植病人
红细胞	+	−	尿液红细胞被破坏释放了血红蛋白、尿液含有对热不稳定酶、肌红蛋白尿
	−	+	维生素 C>100 mg/L，试剂带失效

（史小霞）

第三章

粪便检验

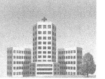

正常情况下，每天排便量为 100~200 g。粪便由未消化食物（如纤维素）、脱落的肠道上皮、肠道细菌、胃肠道分泌物（如消化酶）、胆色素、电解质和水组成。粪便物质在大肠内移动较慢，因此从大肠、小肠到最后形成粪便排出，一般需 18~24 小时。

小肠功能包括食物消化和吸收，大肠主要功能是水、钠和氯化物吸收。每天约 9 000 mL，来自食物、水、唾液、胃分泌物、胆汁、胰腺分泌物和小肠分泌物的液体进入胃肠道。实际上每天只有 500~1 500 mL 液体进入大肠，最终随正常粪便排出约 150 mL 液体。因大肠吸收水分能力有限（最多 2 700 mL），如大肠中液体量超过吸收能力，会引起水样便（腹泻）。同样，如水的吸收被抑制或吸收时间不够，也会引起腹泻。静止的肠内容物（或肠蠕动减少）会引起水分吸收增加，导致便秘。便秘者常有排便困难和排便疼痛，其粪便经常又小又硬，呈球形。

大肠内的肠道细菌发酵产生气体，一般每天产生 400~700 mL 气体。某些碳水化合物不能被肠道酶完全消化（如咖啡豆），而易被肠道细菌代谢产生大量气体。气体产生增加并进入粪便导致泡沫样便和漂浮粪便，可以是正常的，也多见于乳糖不耐症和脂肪泻患者。

第一节　标本采集与处理

粪便标本采集与处理涉及患者准备、采集容器和类型等方面，其中任何一方面都可能影响粪便检验结果，而采集容器还可引起标本运送过程中生物安全问题。因此，有必要对其逐一加以描述。

一、患者准备

排便不像排尿，个人控制方法有限。大多数人不乐意收集粪便标本，是引起大肠癌研究中粪便隐血试验标本高污染率（50%~90%）的原因。鉴于此，对患者进行试验重要性和正确采集粪便标本教育极其重要。应给患者提供口头和书面说明和适当标本采集容器。

二、采集容器

粪便采集容器依据采集标本量多少而不同。原则上应采用密封、不渗漏、干净、不易破损的容器。常需使用类似油漆筒的大容器来收集几天的粪便标本。单次随机标本可存放在尿杯或类似容器中，通常应指导患者采集哪些部分的粪便作为标本。某些商品化粪便收集器可收集便纸上粪便，这对患者采集粪便标本很有帮助。

三、采集类型和量

标本采集类型和量因检验项目不同而不同。粪便隐血、白细胞分析或粪脂肪定量只需随机采集少量粪便即可。因患者每日粪便排泄量与 24 小时内摄食量无关，所以粪便中任何物质的每日排泄量测定常需收集 2~3 天的粪便。另外，为收集到最佳粪便标本，收集前应进行饮食控制（如隐血试验和粪脂肪定量检测）。

四、注意事项

应避免尿液、手纸、花露水、清洁剂等对粪便污染。受尿液污染的粪便可影响原虫的检测，强力清洁剂或除臭剂可干扰化学试验。应指导患者避免污染采集容器和采集过多的标本。

（邓宇伟）

第二节　理学检验

粪便理学检查主要包括颜色、硬度和形状、黏液和气味等方面，对消化系统疾病的诊断、病情观察和疗效判断有一定帮助。

一、颜色

胆汁使正常粪便呈棕色。当结合胆红素作为胆汁分泌入小肠后，水解为未结合胆红素。肠道厌氧菌将其分解为三种无色四吡咯，称为尿胆素原（包括粪胆素原、中胆色原和尿胆原）。尿胆原在肠道内自然氧化成尿胆素（呈橙棕色）或粪胆素和中胆色素，并使粪便着色。当胆汁分泌入小肠部分或全部受到抑制时，粪便颜色会发生改变。呈苍白色或黏土样便，称为无胆色素粪便，是肝后梗阻的特征。但使用硫酸钡评价胃肠道功能时，也可使粪便呈上述相同的颜色（如钡剂灌肠）。某些消化产物、药物或血液也可使粪便呈现不常见颜色。

二、硬度和形状

粪便硬度从稀薄、水样便（腹泻）到小的、硬块状（便秘）不等。正常粪便通常是成形块状，软便提示粪便中水分增加。软便可能是正常的，也可能与药物或胃肠道疾病有关。病史有助于决定患者粪便是否有显著变化。不消化食物或气体可导致粪便量大，粪便中也可有不消化食物，如果皮、蔬菜或肠道寄生虫。正常粪便呈成形圆柱状；细长、带状粪便提示肠道梗阻或肠腔狭窄。

三、黏液

正常粪便中没有半透明凝胶状黏液。当有黏液出现时，量可多可少，从少量到大量黏液（如绒毛状腺瘤）。黏液与肠蠕动或便秘时受压有关，也与结肠炎、肠结核、溃疡性憩室炎、痢疾、肿瘤和直肠炎等胃肠道疾病有关。

四、气味

正常粪便气味由肠道菌群代谢产物产生。如正常菌群遭到破坏或食物进入菌群发生显著变化时，粪便气味也会发生明显变化，如因细菌分解未消化脂肪而导致独特臭味。

（邓宇伟）

第三节　显微镜检验

用粪便混悬液涂片进行显微镜检查，可帮助鉴别腹泻原因。通过显微镜检查可鉴别白细胞和未消化食物，如脂肪、肌肉纤维和蔬菜纤维。尽管这些检查只是定性的，但操作方便且可提供有助于诊断的信息。

一、细胞

1. 红细胞　正常粪便中无红细胞，肠道下段炎症（如痢疾、溃疡性结肠炎、结肠癌等）或出血时可见红细胞。阿米巴痢疾患者粪便中红细胞多于白细胞，成堆出现，并有残碎现象；细菌性痢疾患者粪便中红细胞少于白细胞，分散存在，形态正常。

2. 白细胞　粪便中有白细胞或脓液（一种包含白细胞的排泄物）有助于腹泻的鉴别诊断。通常，当肠壁感染或有炎症时，粪便白细胞见于炎性排泄物中。如黏膜壁没有受累，通常粪便中没有白细胞。正常情况下，粪便中没有白细胞。因此，少量白细胞（每高倍视野1~3个）也提示有侵袭性感染和炎症发生。

3. 巨噬细胞　巨噬细胞体积常大于白细胞，细胞核较大且偏位，见于细菌性痢疾。

4. 脂肪（定性）　肉眼可见粪便中脂肪增加，可用显微镜和化学方法进行确认。脂肪泻（粪脂肪排出量>7 g/d）是消化不良或吸收不良的常见特征。虽可用显微镜做粪脂定性试验，但粪脂定量检测常作为脂肪泻的诊断依据。简单的玻片定性法可用来检测粪脂。将粪便与苏丹Ⅲ、苏丹Ⅳ或油红O混匀染色（第一张玻片），中性脂肪（甘油三酯）显示特征性橙色到红色。健康者粪便中性脂肪球<60/HP。

在粪便上滴加乙酸进行酸化，并加热加染液（第二张玻片），可用作总粪脂含量的估算［中性脂肪+脂肪酸+脂肪酸盐（肥皂）］。酸化水解脂肪酸盐成脂肪酸，加热使脂肪酸与染液结合。因正常粪便中有脂肪酸和脂肪酸盐，因此玻片上观察到的橙红色脂肪球数量增加。正常情况下脂肪球<100/HP，直径不超过4 μm（约为红细胞大小的一半）。当脂肪球数量增加和体积增大（如40~80 μm）时常提示脂肪泻。

评估两张玻片所得结果常可鉴别消化不良和吸收不良。中性脂肪量正常（第一张玻片）而总脂量增加（第二张玻片）说明初级脂肪酸和脂肪酸盐增加，提示小肠不吸收所致吸收不良。仅第一张玻片中性脂肪量增加提示消化不良。

二、病原体

感染性腹泻是感染性胃肠炎发病的主要原因。全球每天估计有2 200名儿童因胃肠道感染而死亡，主要发生在发展中国家。各类微生物均可引起胃肠道感染，包括寄生虫、病毒和细菌。这些微生物可通过污染食物、水源和通过人人接触或环境传播而感染，或可因抗生素治疗继发菌群失调。

（一）肠道寄生虫

肠道寄生虫为感染人类和其他动物胃肠道的寄生虫。可寄居于全身，主要寄居于肠壁。寄生虫可由口进入肠道，通过未煮过或清洗过的食物、被污染水源或手，或皮肤接触被幼虫感染过的土壤，有时也可通过吻肛性行为传播。寄生虫进入肠道，在此繁殖并产生症状。儿童接触被污染土壤，如沙箱和学校操场后，没有彻底清洗就特别容易感染。肠道寄生虫主要类型为原虫和蠕虫。原虫包括隐孢子虫、微孢子虫和等孢子球虫，这些原虫最常见于 HIV 感染者。这些寄生虫都可感染消化道，有时候可有两种或以上的寄生虫同时感染。肠道寄生虫可通过蠕虫感染使其宿主受害而致病。见到肠道寄生虫成虫，哪怕很少也可做出诊断；相反，若未见到肠道寄生虫成虫，有两种常用检测方法可协助诊断，如收集粪便标本检查寄生虫虫卵或幼虫，或将黏纸贴在肛门周围来检查寄生虫虫卵。

在人体肠道内寄生的寄生虫所致疾病统称为肠道寄生虫病，常见的寄生虫有蛔虫、钩虫、蛲虫、绦虫、鞭虫、阿米巴原虫、贾第鞭毛虫和阴道毛滴虫等。肠道寄生虫种类众多，在人体内寄生过程复杂，引起的病变也并非局限于肠道。依据感染寄生虫的种类和部位，以及人体宿主免疫状况、临床症状和体征做出疾病诊断。

1. 蛔虫　蛔虫病常依据粪便或呕吐物中的虫卵做出诊断。由于蛔虫能产大量虫卵，所以只要用一张或两张粪便涂片就可做出诊断。有几种浓缩或增加可见度的方法用于新鲜粪便涂片显微镜检查虫卵，如乙醚沉淀法或加藤法。幼虫性肺病时可在胸腔积液中找到幼虫。白细胞计数显示嗜酸性粒细胞增多，但对蛔虫病来说是非特异性的。X 线下显示长 15~35 cm 充盈缺损，有时候带弯曲外观的蛔虫。

2. 十二指肠钩虫　早期感染时，粪便镜检查不到虫卵，但十二指肠钩虫病诊断还是取决于粪便镜检发现特征性的钩虫卵。感染早期症状是肛周有幼虫蠕动和肛周瘙痒。蠕虫在肠道释放时，虫卵包含一个不分裂的卵子，顺着上消化道到达肠道，卵子发育，随粪便排出的卵子是一个分裂的卵子，常含 4~8个卵细胞。因为钩虫卵和美洲板口线虫卵很难鉴别，所以两者鉴别应进行培养，使其孵出幼虫。如粪便标本放置≥1 天或炎热环境下，幼虫会很快孵化，此时，钩虫与类圆线虫幼虫难以鉴别。两种幼虫虽在镜下可鉴别，但常规工作中不做。除内镜检查、外科手术或尸检外，成虫虽然罕见，但只要发现，就可基于口腔前庭、头、食管间隙长度进行鉴别，十二指肠钩虫幼虫的口腔前庭较长，而类圆线虫幼虫的口腔前庭较短。

3. 鞭虫　鞭虫前端有一个狭窄的食管末端，后端有一个短而厚的肛门。呈粉红色或白色的蠕虫穿过黏膜层，并通过纤细的前末端黏附宿主，吸食组织分泌物。雌虫大于雄虫，雌、雄虫长度分别 35~50 mm和 30~45 mm。雌虫有一个钝而圆的后末端，雄虫有一个弯曲的后末端。虫卵特征是呈桶状、棕色，两极突起。

4. 蛲虫　是一种常见寄生虫，主要寄生于人体盲肠，一般在体内存活 4 周，儿童感染率居高，城市大于农村，主要通过手感染饶虫卵后，经口传人体内，具有易治难防的特点，症状为肛门瘙痒。虫卵自虫体排出时，卵内已有一蝌蚪形幼虫。

5. 裂头绦虫　粪便中虫卵镜检是特异性诊断的基础。通常有大量的虫卵，无须浓集就可证实。检查粪便中排出的孕节也有诊断价值。尽管识别虫卵和孕节的种级有困难，但种级鉴别几乎没有临床价值，因为像肠道内大多数成虫一样，该种的所有绦虫都对同一种药物敏感。

6. 类圆线虫　类圆线虫病的诊断依赖于粪便或十二指肠液中幼虫的镜检（呈杆状，有时呈丝状）。

但粪便直接镜检常不灵敏。可用直接浓缩（甲醛-乙酸乙酯）、贝尔曼漏斗分离、Harada-Mori滤纸分离培养和琼脂培养后，再用显微镜进行检查，以提高检测灵敏度。培养技术是最敏感的，但不常用。应马上检查新鲜的粪便标本，因十二指肠钩虫卵冷却后孵化，其幼虫很难与类圆线虫区别。粪便类圆线虫检查，约70%的结果是阴性的。若怀疑感染，应多次采集粪便和做十二指肠活检。患者痰液中也可检出幼虫。

7. 结肠小袋纤毛虫　结肠小袋纤毛虫有两个发展阶段：滋养体和包囊。滋养体呈椭圆形、球形，典型的长30~150 μm，宽25~120 μm，是人体内最大的寄生原虫，有一大一小两个核，通常两个核均可见，大核很大，呈腊肠形，小核不明显，滋养体不具传染性，但可通过二次分裂进行繁殖。包囊很小，呈球形，直径40~60 μm，和滋养体表面覆盖纤毛不一样，包囊有一个厚的细胞壁，不能运动和繁殖，是该寄生虫引起感染的形式。结肠小袋纤毛虫病的诊断很复杂，因为患者的症状可有可无，若患者有腹泻，有相关接触史，如旅行史、肛交史等，就可考虑诊断为结肠小袋纤毛虫病。可通过粪便或组织标本的镜检做出诊断。

8. 痢疾阿米巴　痢疾阿米巴可通过粪便标本进行诊断，但不可能仅凭显微镜就与其他物种区分。新鲜粪便制片中可查见滋养体，普通粪便标本中可查见包囊。

9. 结肠内阿米巴　结肠内阿米巴滋养体可通过宽而呈锥形的伪足得以鉴别。但包囊大小与痢疾阿米巴类似，易误诊为痢疾阿米巴，其成熟的包囊中有8个核是鉴别要点。

10. 隐孢子虫　隐孢子虫对氯消毒剂高度抵抗，但足量的二氧化氯和长时间臭氧处理，隐孢子虫会失活。研究发现，紫外线能杀灭隐孢子虫，而低剂量紫外线处理不能使隐孢子虫失活。粪便标本镜检可见卵母细胞，但易与外形上相似的其他物体混淆。大多数隐孢子虫大小为3~6 μm，有些稍大。饮用水最易被隐孢子虫污染，最安全的做法是把饮用水煮开。

11. 等孢子球虫　镜下呈大而形状典型的卵囊，是等孢子球虫诊断的基础。因卵囊排出可能是少量和间歇性的，推荐对粪便进行重复多次检查或浓缩后再检查。若粪便检查结果呈阴性，需行十二指肠活检或行吞线试验（肠内试验）。湿片上卵囊可用微分干涉相差显微镜和荧光显微镜观察。也可用改良抗酸染色进行染色。

（二）细菌

某些细菌性疾病可通过粪便培养来检测，也可检测细菌的毒素，如艰难梭菌。

1. 霍乱弧菌　霍乱弧菌通过污染水和食物而致病，患者和携带者为传染源。从2002年开始，霍乱在我国总体处于低发水平，局部地区时有疫情暴发，以食源性感染为主，特别是因摄入污染霍乱弧菌的水产品所致。除 O_1 群 EL Tor 型菌株流行外，O_{139} 群霍乱弧菌也持续引起散发或爆发。

2. 痢疾志贺菌　正常粪便标本并非无菌，所以应使用选择性培养基进行志贺菌培养。如接种于木糖赖氨酸脱氧胆盐琼脂、二氯乙酸钠琼脂或HE琼脂。福氏志贺菌表现为葡萄糖产酸产气；宋内志贺菌表现为甘露醇和鸟氨酸阳性，乳糖迟发酵（β-半乳糖酶试验阳性）；某些志贺菌可产吲哚。

3. 致病性大肠埃希菌　大肠埃希菌是革兰阴性、兼性厌氧和非芽孢菌。细菌呈杆状，长约2.0 μm，宽0.25~1.00 μm。可在不同基质中生长，厌氧条件下利用混合酸发酵产乳酸、琥珀酸盐、乙醇、醋酸盐和二氧化碳。大肠埃希菌的最优生长温度是37℃，但有的实验菌株可在高至49℃环境下繁殖。可使用多种氧化还原反应在有氧或无氧呼吸环境下生长。有鞭毛菌株是能动的，有周身鞭毛。大肠埃希菌和相关细菌有通过细菌接合、转导或转移DNA的能力，将遗传物质通过种群进行水平传递。此过程导致编码志贺毒素基因从志贺菌传递到由噬菌体保持的大肠埃希菌 $O_{157}:H_7$ 中。大肠埃希菌有致病性和非致病性之分。非致病大肠埃希菌是肠道正常菌群；致病性大肠埃希菌则能引起食物中毒，进一步又分为侵袭性和产毒素性大肠埃希菌。前者引起的腹泻与痢疾相似，常称为急性痢疾型；后者引起的腹泻为胃肠炎，常称为急性胃肠炎型。产毒素性大肠埃希菌产生的肠毒素，分为耐热毒素和不耐热毒素。前者加热至 100℃ 经 30 分钟尚不能被破坏，后者加热至 60℃ 仅 1 分钟就能被破坏。土壤、水源受粪便污染后可含致病性大肠埃希菌，易引起婴儿感染。因带菌食品加热不彻底，或生熟食交叉或熟食污染，也可引起食物中毒。

4. 副溶血弧菌　副溶血弧菌是一种嗜盐菌，多因摄入污染的海产品所致，我国沿海地区夏季散发和暴发事件较多。常见副溶血弧菌血清型为 $O_3:K_6$、O_1、$O_4:K_{68}$、$O_1:K_{25}$、$O_3:K_{29}$ 和 $O_1:K_{56}$ 等。河弧菌、拟态弧菌、创伤弧菌等也能引起感染性腹泻。

5. 沙门菌　沙门菌是人兽共患菌，有 2 500 多个血清型，以鼠伤寒和肠炎沙门菌最多见，一年四季都有发病。污染动物、植物、加工食品和水源都能引起感染，常有食源性暴发。患者所分离菌株常有多重耐药。在我国沙门菌是感染性腹泻最常见的病原菌，也是食物中毒暴发最常见的病原菌。

6. 弯曲菌　弯曲菌是人兽共患菌，通过未煮熟的肉类，污染的蔬菜、牛奶和水源传播。发达国家弯曲菌感染年发病率为 44/10 万 ~93/10 万。弯曲菌感染后腹泻常为脓血便，部分患者会发生严重并发症，如吉兰-巴雷综合征、反应性关节炎和肠易激综合征。

7. 气单胞菌和类志贺邻单胞菌　广泛分布于淡水中，能引起感染性腹泻，通过污染淡水产品而感染，也有水产养殖从业人员感染的报道。

8. 蜡样芽孢杆菌　蜡样芽孢杆菌为条件致病菌，部分菌株能产肠毒素，以突发恶心、呕吐为主，或以腹痛、腹泻为主。呕吐型多与食用未冷藏剩饭有关，腹泻型多与食物加工处理不当有关。

9. 产气荚膜梭菌　产气荚膜梭菌属厌氧菌，A 型菌产生的肠毒素导致腹泻，β 毒素可致坏死性肠炎。食源性感染常与室温下保存时间较长的动物性食物有关，如肉汤类食品。产气荚膜梭菌也是部分抗菌药物相关性腹泻的病原菌。

10. 小肠结肠炎耶尔森菌　广泛分布于自然界，能产耐热性肠毒素，因摄入被该菌污染的食物而引起肠炎。该菌在 4℃ 左右也能生长，长时间冷藏的食品食用前如不彻底加热有感染小肠结肠炎耶尔森菌的危险。

11. 艰难梭菌　在检测艰难梭菌前，常由结肠镜或乙状结肠镜检测而做出初诊诊断。结肠或直肠黏膜出现伪膜应高度怀疑艰难梭菌感染，但不能做出病情诊断。伪膜由炎性碎片、白细胞组成的渗出物沉着所致。尽管可用结肠镜和乙状结肠镜检查，但粪便检查艰难梭菌是一线诊断方法。常检测毒素 A 和毒素 B 两种毒素。

（三）病毒

病毒也可引起成人和婴幼儿腹泻，粪便中检出病毒，如轮状病毒，再结合患者腹泻、腹痛等临床表现即可诊断。一般在严重腹泻的胃肠炎诊断时才作轮状病毒检测。因胃肠炎入院的大多数儿童进行轮状病毒 A 检测，若儿童粪便中检出病毒就可做出轮状病毒 A 感染的特异性诊断。在研究型实验室中，采用电子显微镜和聚合酶链式反应（PCR）检测轮状病毒，逆转录聚合酶链反应可检测和确定人轮状病毒的所有种类和血清型。

三、其他有形成分

1. 肌肉纤维　为粪便中未消化的食物，如肌肉和蔬菜纤维，可通过显微镜鉴别。肌肉纤维呈长方形，有特征性横纹。通常肌肉纤维鉴别和肌肉纤维定性评估可采用类似粪脂定性检查的方法。在做中性脂肪球筛查的第一张玻片上，同时进行肌肉纤维评估；在另一张玻片上加几滴粪悬液，用10%伊红乙醇液染色。肌肉纤维量的增加与消化不良、肠道内未消化物快速运送有关。

2. 淀粉颗粒　正常粪便中的食物残渣均系消化后无定形细小颗粒，偶见淀粉颗粒和脂肪小滴。淀粉颗粒为大小不等的卵圆形颗粒，可用碘染色加以区分。

3. 植物细胞和植物纤维　正常粪便中仅见少量，形态多样，肠蠕动亢进所致腹泻时量会增多。

4. 肠黏膜上皮细胞　小肠、大肠黏膜上皮细胞均为柱状上皮细胞，直肠齿状线处由复层立方上皮细胞和未角化复层鳞状上皮细胞覆盖。生理情况下，少量脱落的柱状上皮细胞多已破坏，故正常粪便中见不到。炎症时，上皮细胞量可增多，呈卵圆形或柱状，两端钝圆，常夹杂于白细胞间。多见于伪膜性肠炎，此外黏胨样分泌物中也大量存在。

5. 肿瘤细胞　在乙状结肠癌、直肠癌患者血性粪便中有时可见成堆癌细胞。

（邓宇伟）

第四节　化学与免疫学检验

粪便化学与免疫学检查有助于消化道出血、炎症、肿瘤和遗传性疾病的诊断和鉴别诊断。

一、隐血

从口腔（牙龈出血）到肛门（痔疮出血），胃肠道任何部位的出血，粪便中均可检出。因粪便中血液是直肠癌常见和早期症状，美国癌症协会建议50岁以上人员每年进行筛查。所有胃肠道癌症中，50%以上是肠癌，早期检测和治疗直接与预后相关。癌症、牙龈出血、食管静脉曲张、溃疡、痔疮、炎症、刺激肠道黏膜的各种药物（如阿司匹林、铁剂）均可导致粪便中有血，当出血量大时，肉眼观察即可见血液。当下消化道出血时，粪便表面可有鲜血；当上消化道出血时，粪便常呈黑色或褐色。大量血液（50~100 mL/d）可致黯黑色粪便称为黑粪症。粪便黑色是由肠道和细菌酶对血红蛋白降解（血红素氧化）造成。

健康情况下，粪便中每天丢失的血液不超过2.5 mL（约2 mg Hb/g粪便）。粪便出血量的增加都有临床意义，需要进一步查明原因。

粪便中少量出血常常是看不见的，称为隐血。影响粪便隐血试验（FOBT）的因素有：①胃肠道出血常是间歇性的；②患者不愿意采集粪便标本。因此，如出血不是发生在标本采集时，那无论采用哪种试验，也许结果都是阴性的。为了能很好地开展粪便隐血试验，样品应方便收集，便于患者配合，使用的隐血试验应既灵敏又特异。

粪便隐血试验也可用于区分病毒性和细菌性胃肠炎。在FOBT对炎症性、细菌性胃肠炎效用的Meta分析中发现，受试者工作特征曲线下面积在不发达国家为0.63，在发达国家为0.81。研究显示，FOBT性能略低于粪便白细胞镜检，与粪便乳铁蛋白检测性能相似。因此，FOBT不能可靠地用于诊断或排除感染性胃肠炎。

检测粪便隐血的两种主要方法是愈创木酯法和免疫化学法，可用于下消化道（如结肠）出血性肠癌的筛查。

1. 愈创木酯法 基于血红蛋白的类过氧化物酶活性而设计。含类过氧化物酶和过氧化物酶的有血红蛋白、肌红蛋白、细菌过氧化物酶、水果和蔬菜过氧化物酶。

因任何具有过氧化物酶或类过氧化物酶活性物质均可催化反应产生阳性结果，当使用低灵敏指示剂愈创木酯来检测时，应控制饮食，避免：①肉和鱼中肌红蛋白和血红蛋白的类过氧化物酶活性；②避免水果和蔬菜的天然过氧化物酶。虽然这些试验灵敏度根据粪便血液浓度和肠道细菌过氧化物酶做过调整，但仍存在假阳性。

许多因素可干扰愈创木酯法粪便隐血试验（gFOBT），如粪便标本太多、太少，水、经血或痔疮血污染。药物也可干扰，如阿司匹林、非类固醇抗炎药、铁剂、华法林和抗血小板药可导致上消化道出血，导致假阳性结果。抗酸剂和抗坏血酸可干扰化学反应，导致假阴性结果。假阴性结果也可见于：①过氧化氢显色剂过期；②试纸缺陷（如过期）；③检测前粪便标本或试纸储存超期（如>6 天）。

当血红蛋白分解就失去类过氧化物酶活性，用 gFOBT 不能检出。血红蛋白分解可发生于：①肠道内；②粪便标本储存期间；③粪便加在愈创木酯试纸上。研究显示，如试纸上粪便标本在检测前被水合，会出现假阳性结果。因此，美国癌症协会建议，应在标本采集后 6 天内检测，检测前不能脱水。研究显示，饮食控制和采集多份粪便标本的患者遵医行为较差。

2. 免疫化学法 免疫化学法粪便隐血试验（iFOBT）使用直接抗人血红蛋白单抗。方法具有高特异性，且不受 gFOBT 的饮食和药物干扰。当血红蛋白通过消化道时，因消化和细菌酶分解血红蛋白，上消化道（食管、胃）出血用 iFOBT 通常测不出，免疫法对下消化道（如盲肠、结肠、直肠）出血更具有特异性。

许多 iFOBT 的采集容器随厂商不同而不同，样品采集容器加盖后送往临床实验室。检测可以是自动的，也可以是手工的。检测原理都是抗人血红蛋白抗体与样品中血红蛋白结合，但检测血红蛋白抗体复合物的方法各不相同。

该法优点是无须限制饮食和药物，缺点是费用较贵。因此，iFOBT 检测胃肠道出血特异性较好（低假阳性），但肠癌筛查方案中仍以 gFOBT 为主。

使用血红素定量试验也可完成粪便血液定量检测。该法基于亚铁血红素化学转换成强烈荧光物质卟啉，该试验能检测和定量粪便中总血红蛋白量，包括完整血红蛋白存在部分，也包括肠道内转化为卟啉部分。上消化道出血或标本储存过久，粪便中血红蛋白可能由亚铁血红素转化为卟啉形式。因血红素定量检测仅检测亚铁血红素和转化卟啉，所以不受干扰。但红肉等非人源性血红蛋白可导致假阳性结果。血红素定量检测价格昂贵、费时费力，目前该法主要由参考实验室完成，临床使用较少。

二、粪脂定量

粪脂定量检测是诊断脂肪泻的决定性试验。尽管该化学试验可确认饮食脂肪量的异常，但不能鉴别排泄增加的原因。标本收集前 3 天，包括标本收集期间，患者应控制每天脂肪摄入量在 100~150 g/d，并应停用泻药、合成脂肪替代品（如零卡油）、无脂肪营养品等。收集标本期间应避免矿物油、润滑剂或乳脂对标本的污染，这会导致假阳性结果。

收集标本期间，患者将 2~3 天所有粪便收集至一个大的预称重的容器中（如油漆罐）。在实验室内，全部粪便被称重和搅匀（如使用机械混匀器）。匀质化粪便标本采用称重法、滴定分析法或核磁共振光谱法进行脂含量分析。称重法和滴定分析法使用溶剂萃取粪便标本中的脂质。在滴定法中，中性脂肪和肥皂在萃取之前被转化成脂肪酸。脂肪酸合成解决方案是萃取和用氢氧化钠滴定。因为滴定法不能完全覆盖中链脂肪酸，测量约占总粪脂含量的 80%。相反，称重法提取和定量所有的粪脂。在核磁共振方法中，粪便标本首先用微波干燥，然后用氢核磁共振光谱法分析（^{1}HNMR），该法快而准，与称重法获得结果可比。

粪脂含量以每天排泄多少克脂肪报告，正常成人每天排泄 2~7 g/d。如脂肪排泄量处于临界，或没有采用（如儿童）标准脂肪饮食（100~150 g/d），需得到一个系数或脂肪残留比例。为决定该参数，需仔细记录饮食摄入量，计算公式如下：脂肪残留比例＝（饮食脂肪－粪脂）/饮食脂肪×100。正常情况下，3 岁及以上儿童和成人至少吸收 95% 消化饮食脂肪，吸收率<95% 提示有脂肪泻。

三、胎儿血红蛋白检测

此试验即 Apt 试验（Apt test），对来源于新生儿粪便、呕吐物或者胃管的血液进行检测。此血液可以来自婴儿消化道或者可能是分娩期间摄取的母体的血液，区别这两个来源很重要的，可以做一个基于抗碱胎儿血红蛋白的血源定性评估。

标本必须包含新鲜的红色血液，如新鲜带血的粪便或被污染的带血的尿布。不接受黑色的柏油样粪便，因为血红蛋白已转化为血红素。使用 Apt 试验时，用水制作标本（如粪便、呕吐物、胃管液）的混悬液，离心去除带有微粒的粉红色上清液。将 5 mL 粉红色上清液转入两个试管中。第一管用作第二管或碱性管颜色变化的参考。往碱性管中加入 1 mL 氢氧化钠（0.25 mol/L），混匀试管，至少 2 分钟后观察液体颜色变化。如果 2 分钟内最初的粉红色变化为黄色或者棕色，则样品中的血红蛋白是成人血红蛋白。如果仍保持粉红色，则为胎儿血红蛋白。注意每次检测样品必须同时检测质控品。阳性质控品可以用婴儿外周血或脐带血制备，阴性质控品可以用成人血液标本制备。

四、粪便 DNA 检测

PreGen-Plus 试剂盒可从粪便中提取并检测人类 DNA，DNA 的变化与癌症有关。这个检测观察人类 DNA 的变化，包括在 APC、KRAS 和 p53 基因中 21 号位点的变化，这个试剂盒也检测 BAT26 基因和所有 DNA 的完整分析，BAT26 基因涉及微卫星的不稳定。

SEPTIN9 是一种由人类 SEPT9 基因编码的蛋白质，它与 SEPT2 和 SEPT7 相互作用。和 AH-NAK、eIF4E 和 S100A11 一起，SEPT9 在伪足突出、肿瘤细胞转移和侵袭方面是必不可少的。在大肠癌的筛查方面，检测甲基化的 SEPT9 不是首选的方法。它的特异性和敏感度与粪便愈创木酯试验或者粪便免疫试验相当，而且那些试验应该优先使用。当医生强力推荐结肠镜检查而患者拒绝结肠镜检查和其他试验时，这个试验优于根本不做筛查的患者。

五、粪便碳水化合物

当可使小肠内的双糖转化为单糖的酶（双糖酶）不足或缺乏时，双糖就不被吸收，从而进入大肠。因为这些没有水解的双糖是有渗透活性的，导致大量的水滞留在肠腔内，造成渗透性腹泻。

遗传性双糖酶缺乏不常见，但在腹泻体重减轻的婴儿中必须被考虑和排除。由疾病（如乳糜泻、热带脂肪泻）或者药物（如口服新霉素、卡那霉素）引起的继发性双糖酶缺乏是一种获得性疾病，通常影响一种以上双糖酶，且只是临时的。成人乳糖不耐症常见，尤其在非洲和亚洲人群中。这些人在儿童期可以充分消化乳糖，当他们成年时就渐渐丧失消化乳糖的能力。因此，这些患者摄取乳糖后会导致胃肠胀气和爆炸性腹泻。肠腔内肠道细菌发酵乳糖导致产生大量的肠道气体和特征性 pH 下降的（5.0～6.0）腹泻性粪便。正常情况下，由于存在胰腺和其他肠道分泌物，粪便是碱性的。用 pH 试纸检测腹泻粪便的上浮物可以快速获得定性的粪便 pH。

决定肠道酶缺乏的一种较方便的方法是使用特殊的糖（如乳糖、蔗糖）做一个口服耐量试验。如果患者有足量的适当的肠道双糖酶（如乳糖酶），双糖（如乳糖）就会水解成相应的单糖（如葡萄糖和半乳糖），而这些单糖被吸收入患者的血液中。血糖增加超过患者固定血糖水平 30 mg/dL 以上提示酶活性（如乳糖酶）充足；血糖增加低于患者固定血糖水平 20 mg/dL 以上提示酶活性缺乏。

当肠道吸收不充分时粪便中也可以有糖出现。要区分糖吸收不良和糖消化不良，需做木糖吸收试验。木糖是一种不依赖于肝脏或胰腺作用来消化且易在小肠被吸收的戊糖。正常情况，血液中戊糖不以显著性水平存在，且机体不代谢它。另外，木糖容易通过肾小球过滤屏障而随尿液排出。木糖吸收试验通过让患者摄入一定剂量的木糖，随后收集一个 2 小时血液标本和一个 5 小时尿液标本，测量血液和尿液中木糖浓度而完成。依据最初口服剂量的大小，成人正常分泌量至少占木糖消化剂量的 16%～24%。

六、粪便乳铁蛋白

乳铁蛋白是中性粒细胞颗粒中的一种铁结合糖蛋白，存在于各种分泌液包括母乳中。乳铁蛋白在先天性的免疫防御中起着广泛作用。以中性粒细胞积聚为特征的肠道炎症导致粪乳铁蛋白水平升高。相反，单核细胞和淋巴细胞浸润不会导致粪乳铁蛋白水平升高，因为这些细胞不表达乳铁蛋白。

相对于肠道炎症的其他粪便生物标志物，包括粪白细胞、髓过氧化物酶和白细胞酯酶，乳铁蛋白的主要优点在于它的升高是稳定的。乳铁蛋白相对抵抗冻融循环和蛋白水解，体外 4℃ 可稳定保存 2 周。

可以使用一些商品化的乳铁蛋白试剂盒，包括一种叫作白细胞 EZ Vue 的定性免疫色谱侧流分析和定量的 ELISA 法试剂盒 IBD-SCAN。在来自瑞士的区分炎症性肠症（IBD）和肠易激综合征（IBS）的一项简单的研究中，IBD-SCAN ROC 曲线下面积为 0.84。非炎症性原因的 Meta 分析中，乳铁蛋白在 1∶50 稀释的情况下，ROC 曲线下面积为 0.79，灵敏度为 95%，特异性为 29%。

七、系统性炎症标志物

C 反应蛋白（CRP）和红细胞沉降率是两个用于系统性炎症的首选标志物。虽然这两个炎症标志物已被广泛普及，且容易操作，但是它们缺乏特异性，限制了其作为感染性胃肠炎标志物的使用。

CRP 是由肝脏相应代表宿主部分炎症反应的白介素 6 合成。它是一种急性时相反应物，它的部分功能通过激活补体途径体现。20 世纪 30 年代人们首次在急性感染具有肺炎双球菌 C 多聚糖病原的人类血清中检测到。CRP 可用几种免疫方法检测。免疫比浊法是如今普遍使用的方法。高敏 CRP 试剂盒已被独立研发出来，通过混合患者血清与包被 CRP 抗体的乳胶颗粒来检测。血清中 CRP 引起乳胶颗粒凝集，导致可通过浊度测定的浑浊，且与 CRP 浓度成比例。CRP 检测既准确又便宜，且可在 1 小时内完成。CRP 作为胃肠道炎症标志物的应用主要见于儿科研究。有关儿童的很多研究评价了血清 CRP 在区别细菌性和病毒性尤其是轮状病毒引起的胃肠炎中的作用。在这些研究中，CRP ROC 曲线下的面积为 0.75～0.91，敏感度为 54%～92%，特异性为 52%～89%。

检验技术临床应用

八、血清因子

细胞因子的检测被公认为是提示胃肠炎的病原体是细菌还是病毒的有用的生物标志物。另外建议细胞因子浓度可以作为鉴别患者感染胃肠道病原体的广泛的标志物。已经评估了几个血清标本中的细胞因子，包括白介素6、白介素8、α干扰素、γ干扰素和肿瘤坏死因子α。这些细胞因子在介导和调节细菌和病毒感染的免疫系统应答中起各种重要作用。商品化试剂可用于血清标本细胞因子的检测。

区别细菌和病毒胃肠道感染的细胞因子水平的定量分析，还得通过研究获得相同结果予以确认。在某种程度上，许多研究动力不足，这是复杂的事实，血清细胞因子在系统性感染或炎症条件下升高，而在胃肠道感染诊断的情况下可能会特异性下降。

九、粪便钙网蛋白

钙网蛋白是由S100A8和S100A9组成的异二聚体蛋白复合物，存在于中性粒细胞、单核细胞和巨噬细胞内，通过胃肠道细菌并与钙和锌结合。钙网蛋白约占中性粒细胞胞质蛋白的60%，在中性粒细胞激活部位大量流入。粪便钙网蛋白水平与IBD患者粪便中铟标记的中性粒细胞浸润相关性较好。粪便钙网蛋白在室温可稳定7天，且不被细菌降解，因此无须特殊标本运送和防腐。

健康人钙网蛋白水平与年龄成反比，年轻人、健康婴儿水平较高。粪便钙网蛋白在IBD患者显著升高，且能用于IBD疗效监测。粪便钙网蛋白水平检测还能用于区分IBD和IBS。其他疾病也会导致粪便钙网蛋白水平升高，如囊性纤维症、克罗恩病、溃疡性结肠炎、胃肠道恶性肿瘤和风湿性关节炎。

商品化试剂可定量检测粪便钙网蛋白，结果通常报告为μg/g粪便，或mg/kg粪便。

（邓宇伟）

第五节 自动化检验

粪便自动化检验技术的发展主要经历了三个时期：第一，手工粪便检验时期，缺乏自动化仪器，检测项目数量较少、检出率较低，尤其存在生物安全性问题，行业发展缓慢；第二，半自动粪便分析仪时期，半自动粪便分析仪可以完成样本前序环节的处理，如稀释、混匀，并完成样本高清图像的拍摄，一定程度上简化了操作，但读片依旧依靠人工完成，生物安全性问题并没有解决，相关试剂的质量标准也不完善；第三，自动化粪便分析仪时期，自动化粪便分析仪彻底改变了粪便检验的操作方式，实现了检验的全程自动化，仪器自动完成理学检验以及粪便隐血、病原微生物等化学及免疫检验项目，对样本进行多视野拍照并通过搭载深度学习的图像预处理及特征提取功能的软件系统进行智能识别，提供了更高效、更准确、更安全的检测手段，推动了粪便检验行业的发展。

粪便自动化检验是一种通过引入全自动粪便处理分析系统实现的现代化检验方法，它极大地提高了粪便检验的效率、准确性和标准化程度。这种系统的引进，标志着粪便分析进入了自动化分析时代，为临床提供了更全面、详细和规范的报告内容。粪便自动化检验的实现，主要依赖于以下几个关键技术和步骤：

1. 样本处理 全自动粪便处理分析系统配备了全封闭粪便样本采集管，确保在检测过程中样本无需开盖，通过仪器自动加入稀释液、自动混匀和自动过滤吸样，实现了样本处理的全程自动化。

2. 图像识别技术　通过 AI 技术对图像进行识别分类，这一过程不仅提高了检验的客观性和准确性，还大大减少了人工干预的需要，从而提高了工作效率。

3. 检测项目　粪便检查项目包括形状、颜色、红细胞、白细胞、真菌、隐血、寄生虫虫卵等，这些项目的增加使得检测结果更加全面具体，为临床提供了更多的诊断信息。

4. 标准化和质量控制　通过标准化操作流程和质量控制措施，有效规范了粪便检验的流程，纠正了人为操作产生的误差，同时保证了生物安全。

5. 人员培训和交流　为了确保标本的标准化采集和有效化检测，检验科人员会下到全院各临床科室，与护士长面对面交流沟通，指导采集方法和注意事项。

6. 临床意义　粪便检验对胃肠功能失调、消化机能障碍，以及消化道溃疡、梗阻、出血或与肠道连通的器官病变等的诊断都具有一定的意义。尤其是对消化道的炎症、肿瘤、出血和肠道寄生虫病的诊断更为重要。

综上所述，粪便自动化检验通过引入先进的自动化分析和 AI 图像识别技术，不仅提高了检验的效率和准确性，还丰富了检测项目，为临床疾病的诊治提供了有力的支持。

（邓宇伟）

第四章

脑脊液检验

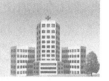

脑脊液（cerebrospinal fluid, CSF）是存在于脑室和蛛网膜下隙（subarachnoid cavity）内的一种无色透明的液体，70%为脑室脉络丛主动分泌和超滤所形成的液体，30%由大脑和脊髓细胞间隙所产生。脑脊液经过第 3 脑室和第 4 脑室进入小脑延髓池，再分布于蛛网膜下隙。蛛网膜绒毛能吸收脑脊液，并将其送回静脉。生理情况下，人体每天分泌的脑脊液为 400~500 mL，并能在 4~8 小时更新 1 次。正常成人脑脊液总量为 120~180 mL，大约为体液总量的 1.5%。

脑脊液检验是临床常用的诊断方法，对诊断中枢神经系统感染性疾病、脑血管疾病和脱髓鞘病有重要价值，对脑肿瘤也有辅助诊断价值。

第一节　标本采集与处理

1. 标本采集

脑脊液标本采集需要进行腰椎穿刺或小脑延髓池穿刺、脑室穿刺。采集脑脊液标本需要一定的穿刺时机，以获得更满意的检验结果。诊断性穿刺时机的选择一般由有经验的临床医师来完成。不同疾病脑脊液标本采集时机见表 4-1。

表 4-1　不同疾病脑脊液标本采集时机

疾病	穿刺时机
化脓性脑膜炎	发病后 1~2 天
病毒性脑膜炎	发病后 3~5 天
结核性脑膜炎	发病后 1~3 周
疱疹性脑膜炎	流行性感冒症状期开始后 5~7 天
神经疏螺旋体病（Lyme 病）	肌痛期开始后 2~4 周

穿刺成功后立即测定脑脊液压力，然后采集脑脊液标本于 3 个无菌试管中，每个试管 1~2 mL。第一管用于病原生物学检验，第二管用于化学和免疫学检验，第三管用于理学和细胞学检验。

2. 标本处理

标本采集后应立即送检，并于 1 小时内检验完毕。因标本放置过久，可造成细胞破坏、葡萄糖等物质分解、细菌溶解等，影响检验结果。脑脊液标本应尽量避免凝固和混入血液。若混入血液应注明，在进行细胞计数时应做校正。

（王春晖）

第二节 理学检验

一、颜色与透明度

肉眼观察脑脊液颜色变化，分别以无色、乳白色、红色、棕色或黑色、绿色等描述。肉眼观察脑脊液透明度变化，分别以"清晰透明""微浑""浑浊"等描述。

（一）参考区间

无色，新生儿可呈黄色；清晰透明。

（二）临床意义

1. 脑脊液颜色变化

当中枢神经系统有炎症、损伤、肿瘤或梗阻时，破坏了血-脑脊液屏障，使脑脊液成分发生改变，导致其颜色发生变化。脑脊液的颜色变化有红色、黄色、白色、绿色或黑色等，其常见的原因见表4-2；脑脊液新鲜出血与陈旧性出血的鉴别见表4-3；脑脊液呈黄色称为黄变症（xanthochromia），其原因及临床意义见表4-4。

2. 透明度变化

脑脊液透明度与其所含的细胞数量和细菌多少有关，当脑脊液白细胞超过$300 \times 10^6/L$时，可呈浑浊；脑脊液中蛋白质明显增高或含有大量细菌、真菌时，也可使脑脊液浑浊。

结核性脑膜炎的脑脊液可呈毛玻璃样的浑浊，化脓性脑膜炎的脑脊液呈脓性或块样浑浊，穿刺损伤性脑脊液可呈轻微的红色浑浊。

表4-2 脑脊液常见的颜色变化及临床意义

颜色	原因	临床意义
无色		正常脑脊液、病毒性脑炎、轻型结核性脑膜炎、脊髓灰质炎、神经梅毒
红色	出血	穿刺损伤出血、蛛网膜下隙或脑室出血
黄色	黄变症	出血、黄疸、淤滞和梗阻等
白色	白细胞增高	脑膜炎球菌、肺炎球菌、溶血性链球菌引起的化脓性脑膜炎
绿色	脓性分泌物增多	铜绿假单胞菌性脑膜炎、急性肺炎双球菌性脑膜炎
褐色	色素增多	脑膜黑色素肉瘤、黑色素瘤

表4-3 脑脊液新鲜性出血与陈旧性出血的鉴别

项目	新鲜性出血	陈旧性出血
外观	浑浊	清晰、透明
易凝性	易凝	不易凝
离心后上清液颜色	无色、透明	红色、黄褐色或柠檬色
红细胞形态	无变化	皱缩
上清液隐血试验	多为阴性	阳性
白细胞	不增高	继发性或反应性增高

表 4-4　脑脊液黄变症的原因及临床意义

黄变症	原因	临床意义
出血性	红细胞破坏、胆红素增加	陈旧性蛛网膜下隙出血或脑出血
黄疸性	胆红素增高	急性肝炎、肝硬化、钩端螺旋体病、胆道梗阻、新生儿溶血症
淤滞性	红细胞渗出，胆红素增高	颅内静脉、脑脊液循环淤滞
梗阻性	蛋白质含量显著增高	髓外肿瘤等所致的椎管梗阻

二、薄膜与凝块

（一）参考区间

放置 12~24 小时后不会形成薄膜、凝块或沉淀（室温）。

（二）临床意义

脑脊液形成凝块或薄膜与其所含的蛋白质，特别是纤维蛋白原含量有关。当脑脊液蛋白质含量超过 10 g/L 时，可出现薄膜、凝块或沉淀。①化脓性脑膜炎的脑脊液在 1~2 小时内呈块状凝固。②结核性脑膜炎的脑脊液在 12~24 小时内呈薄膜或纤细的凝块。③神经梅毒的脑脊液可有小絮状凝块。④蛛网膜下隙梗阻的脑脊液呈黄色胶样凝固。⑤脑脊液同时存在胶样凝固、黄变症和蛋白质-细胞分离（蛋白质明显增高，细胞正常或轻度增高），称为 Froin-Nonne 综合征，这是蛛网膜下隙梗阻的脑脊液特点。

三、比重

（一）参考区间

①腰椎穿刺：1.006~1.008。②脑室穿刺：1.002~1.004。③小脑延髓池穿刺：1.004~1.008。

（二）临床意义

凡是脑脊液的细胞数量和蛋白质含量增高的疾病，其比重均增高。常见于中枢神经系统感染、神经系统寄生虫病、脑血管病、脑肿瘤、脑出血、脑退行性变和神经梅毒等。

（王春晖）

第三节　化学与免疫学检验

一、蛋白质

（一）检测原理

脑脊液蛋白质含量较血浆低，大约为血浆的 0.5%。脑脊液蛋白质的检验有定性方法和定量方法，并可根据需要计算蛋白商（球蛋白/清蛋白）、脑脊液清蛋白与血清蛋白比率指数（Raib）［脑脊液清蛋白（mg/L）/血清蛋白（g/L）］。

1. 定性法

脑脊液蛋白质定性检测原理见表 4-5。临床多采用 Pandy 试验定性检测脑脊液蛋白质。

表 4-5 脑脊液蛋白质定性检测原理

方法	检测原理
Pandy 试验	脑脊液的蛋白质与苯酚结合形成不溶性蛋白盐而出现白色浑浊或沉淀
硫酸铵试验	包括 Ross-Jone 试验和 Nonne-Apelt 试验
	①饱和硫酸铵能沉淀球蛋白，出现白色浑浊或沉淀
	②若球蛋白增多则 Ross-Jone 试验阳性，Nonne-Apelt 试验可检测球蛋白和清蛋白
Lee-Vinson 试验	磺基水杨酸和氯化汞均能沉淀脑脊液蛋白质。根据沉淀物的比例不同，可鉴别化脓性和结核性脑膜炎

2. 定量法

利用比浊法、染料结合比色法（如双缩脲法）和免疫学方法检测脑脊液蛋白质含量。常用的方法为磺基水杨酸-硫酸钠比浊法，其检测原理是：磺基水杨酸为生物碱试剂，能沉淀蛋白质并产生一定的浊度（对清蛋白的沉淀能力比球蛋白强），将产生的浊度与标准浓度管进行比较，从而得到定量的蛋白浓度。

（二）方法学评价

脑脊液蛋白质检验方法较多，不同的方法由于所选用的试剂、条件不同，其灵敏度和特异性也不相同，其方法学评价见表 4-6。

表 4-6 脑脊液蛋白质检验的方法学评价

分类	方法	优点	缺点
定性法	Pandy 试验	操作简便、标本量少、易于观察，灵敏度高，检测球蛋白	假阳性率高
	Ross-Jone 试验	检测球蛋白，特异性高	灵敏度低
	Nonne-Apelt 试验	检测球蛋白和清蛋白，特异性高	操作繁琐
	Lee-Vinson 试验	检测球蛋白、清蛋白	操作繁琐、特异性低
定量法	比浊法	操作简便、快速，无须特殊仪器	标本用量大、重复性差、影响因素多
	染料结合比色法	操作快速、灵敏度高、标本用量少、重复性好	要求高、线性范围窄
	免疫学方法	标本用量少	对试剂要求高

（三）质量控制

1. 标本采集　因穿刺出血，脑脊液混入血液蛋白质，可出现假阳性。

2. 器材要求　试验中所用试管和滴管必须十分洁净，否则易出现假阳性。

3. 理化因素　苯酚不纯可引起 Pandy 试验呈假阳性；室温低于 10℃、苯酚饱和度降低可引起假阴性。

4. 设置对照　人工配制含有球蛋白的溶液作阳性对照，可在正常脑脊液或配制与正常脑脊液基本成分相似的基础液中加不同量的球蛋白。

（四）参考区间

①定性：阴性（或弱阳性）。②定量：腰椎穿刺，0.20~0.40 g/L；小脑延髓池穿刺，0.10~0.25 g/L；脑室穿刺，0.05~0.15 g/L。③蛋白商，0.4~0.8。④Ralb：9。

（五）临床意义

脑脊液蛋白质含量增高是血-脑脊液屏障功能障碍的标志。由于脑脊液清蛋白只来自血清，因此

Ralb 更能反映血-脑脊液屏障完整性。脑脊液蛋白质含量增高可见于中枢神经系统的感染、梗阻和出血等多种疾病，其常见的原因见表4-7。血-脑脊液屏障功能障碍的程度与可能的原因见表4-8。

蛋白商反映了脑脊液球蛋白与清蛋白的比例变化。①蛋白商增高：提示脑脊液球蛋白含量增高，见于多发性硬化症、神经梅毒、脑脊髓膜炎、亚急性硬化性全脑炎等。②蛋白商减低：提示脑脊液清蛋白含量增高，见于化脓性脑膜炎急性期、脑肿瘤、脊髓压迫症等。

表4-7　脑脊液蛋白质增高常见的原因

原因	临床意义
感染	以化脓性、结核性脑膜炎脑脊液蛋白质增高最明显，病毒性脑膜炎则轻度增高
神经根病变	常见于吉兰-巴雷综合征，有蛋白质-细胞分离的现象
梗阻	脊髓肿瘤、肉芽肿、硬膜外脓肿造成的椎管部分或完全梗阻，可有脑脊液自凝现象
出血	脑血管畸形、高血压病、脑动脉硬化症以及全身出血性疾病等
其他	肺炎、尿毒症等出现中枢神经系统症状时，脑脊液蛋白质含量也可增高

表4-8　血-脑脊液屏障功能障碍的程度与可能的原因

屏障障碍的程度	可能的原因
轻度（R_{alb}10～14）	多发性硬化、慢性 HIV 脑炎、带状疱疹神经节炎、乙醇性多发神经病、肌萎缩性侧索硬化
中度（R_{alb}15～30）	病毒性脑炎、机会致病菌性脑膜脑炎、糖尿病性多发神经病、脑梗死、皮质萎缩
重度（R_{alb}>30）	吉兰-巴雷综合征、单纯性疱疹脑炎、结核性脑膜炎、化脓性脑膜炎

二、葡萄糖

（一）检测原理

脑脊液葡萄糖定量检测多采用葡萄糖氧化酶法或己糖激酶法。葡萄糖氧化酶法中一些还原性物质可竞争性抑制氧化反应，易造成检验结果偏低，从而影响检验的特异性。己糖激酶法不受溶血、高脂血、黄疸、尿酸、维生素 C 及药物的干扰，特异性和准确性均高于葡萄糖氧化酶法。

（二）参考区间

①腰椎穿刺：2.5～4.4 mmol/L。②小脑延髓池穿刺：2.8～4.2 mmol/L。③脑室穿刺：3.0～4.4 mmol/L。

（三）临床意义

脑脊液葡萄糖含量为血糖的50%～80%（平均60%），其高低与血糖浓度、血-脑脊液屏障的通透性、葡萄糖的酵解程度有关。

1. 葡萄糖减低　主要见于：①细菌性脑膜炎和真菌性脑膜炎，以化脓性脑膜炎早期减低最明显。这是由于感染的病原体或被破坏的细胞均能释放出分解葡萄糖的酶，使葡萄糖被消耗，从而使脑脊液中的葡萄糖减低。其减低的程度与细菌或真菌的生物学特性、发病急缓、病程长短、治疗效果以及机体反应性有密切关系。②脑囊虫病、锥虫病、血吸虫病、肺吸虫病或弓形虫病等。③脑肿瘤影响血-脑脊液屏障功能，干扰葡萄糖的转运，以及肿瘤细胞分解葡萄糖或干扰糖代谢等，均可使脑脊液葡萄糖减低。④神经梅毒。⑤低血糖昏迷、胰岛素过量所致的低血糖状态。

2. 葡萄糖增高　①新生儿及早产儿。由于血-脑脊液屏障通透性较高，可使脑脊液葡萄糖增高。②糖尿病或静脉注射葡萄糖。③脑出血或蛛网膜下隙出血所致的血性脑脊液。④病毒性脑膜炎或脑炎。

⑤急性颅脑外伤、中毒、缺氧、脑出血等所致丘脑下部损伤，由于肾上腺素分泌过多，促进糖原分解使血糖增高，而导致脑脊液葡萄糖增高。

三、氯化物

（一）检测原理

氯化物定量检验方法与血清氯化物检验方法相同，有硝酸汞滴定法、硫氰酸汞比色法、电量分析法和离子选择性电极法，临床常用离子选择性电极法。

（二）方法学评价

脑脊液氯化物检验的方法学评价见表4-9。

表4-9 脑脊液氯化物检验的方法学评价

方法	优点	缺点
硝酸汞滴定法	操作简便、应用广泛、不需要特殊仪器	影响因素多、准确性差、效率低，多被电极法和电量法取代
硫氰酸汞比色法	准确性、精密度良好	不适合体液标本检测
电量分析法	精密度和准确度高，为参考方法	
离子选择性电极法	准确度和精密度良好，为常规方法	需专用仪器

（三）参考区间

①成人：120~130 mmol/L。②婴儿：110~130 mmol/L。

（四）临床意义

脑脊液氯化物含量常随着血清氯化物含量的改变而变化。由于脑脊液中蛋白质含量较少，为了维持脑脊液和血浆渗透压的平衡（Donnan平衡），其氯化物含量较血浆高20%。

1. 氯化物减低 ①细菌或真菌感染，特别是化脓性、结核性和隐球菌性脑膜炎的急性期、慢性感染的急性发作期，氯化物减低与葡萄糖的减低同时出现，其中以结核性脑膜炎减低最明显。这是由于细菌或真菌分解葡萄糖产生乳酸，使脑脊液呈酸性，而导致氯化物含量减低，以及蛋白质增高而导致氯化物减少。②在细菌性脑膜炎的后期，由于脑膜有明显的炎症浸润或粘连，局部有氯化物附着，使脑脊液氯化物减低，并与蛋白质明显增高相伴随。③呕吐、肾上腺皮质功能减退时，由于血氯减低，脑脊液氯化物含量亦减低。

2. 氯化物增高 主要见于尿毒症、肾炎、心力衰竭、病毒性脑膜炎或脑炎。

四、免疫球蛋白

（一）检测原理

检验方法有免疫扩散法、免疫电泳法、免疫散射比浊法，其原理为：抗原和抗体在凝胶或特殊缓冲液中特异性结合，形成抗原抗体复合物，再通过检测凝胶中抗原抗体复合物沉淀环的直径，或特殊缓冲液中抗原抗体复合物的浊度，计算出免疫球蛋白的含量。其中免疫比浊法具有灵敏、快速且能自动化的优点，应用最为广泛。

（二）参考区间

①IgG：10~40 mg/L。②IgM：0~13 mg/L。③IgA：0~6 mg/L。

（三）临床意义

正常脑脊液免疫球蛋白含量极少，主要为 IgG。脑脊液免疫球蛋白变化的临床意义见表 4-10。

表 4-10　脑脊液免疫球蛋白变化的临床意义

免疫球蛋白	临床意义
IgG 增高	多见于细菌性脑膜炎、亚急性硬化性全脑炎、多发性硬化、吉兰-巴雷综合征，且结核性脑膜炎 IgG 增高较化脓性明显
IgG 减低	多见于癫痫、放射线损伤和服用类固醇药物等
IgM 增高	多见于化脓性脑膜炎，也可见于多发性硬化、肿瘤和血管通透性改变等。IgM 明显增高可排除病毒性感染
IgA 增高	多见于化脓性脑膜炎、结核性脑膜炎和病毒性脑膜炎等

五、蛋白电泳

（一）检测原理

临床上常用的检验方法为乙酸纤维薄膜电泳法和琼脂糖凝胶电泳法，电泳条件与清蛋白电泳相同。脑脊液蛋白质含量少，在电泳前必须将脑脊液标本在高分子聚乙二醇或者右旋糖酐透析液中进行浓缩。

（二）参考区间

①前清蛋白 2%～6%。②清蛋白 55%～65%。③α_1-球蛋白 3%～8%。④α_1-球蛋白 4%～9%。⑤β-球蛋白 10%～18%。⑥γ-球蛋白 4%～13%。

（三）临床意义

脑脊液蛋白质的特点：①有较多的前清蛋白。②β-球蛋白较多，且高于血清，而 γ-球蛋白仅为血清的 50%。③清蛋白主要来自血清。脑脊液蛋白质电泳的变化及临床意义见表 4-11。

表 4-11　脑脊液蛋白质电泳的变化及临床意义

指标增高	原因	临床意义
前清蛋白	脑细胞退行性病变	脑萎缩、脑积水和中枢神经系统变性疾病等
清蛋白	脑组织供血不足或脑血管通透性增高	脑血管病变、椎管梗阻等
α-球蛋白	炎症损伤或占位性病变	急性化脓性脑膜炎、结核性脑膜炎、脑膜肿瘤浸润、脑肿瘤转移
β-球蛋白	脂肪代谢障碍或脑组织萎缩	动脉硬化、脑血栓、脑组织萎缩退行性变者
γ-球蛋白	免疫、占位性病变或暂时性脑功能失调	脱髓鞘病（多发性硬化症、视神经脊髓炎）、中枢神经系统的肿瘤和感染

六、髓鞘碱性蛋白

【检测原理】髓鞘碱性蛋白（myelin basic protein，MBP）是脑组织实质损伤的特异性标记，是反映神经细胞有无实质性损伤的灵敏指标，其高低与损伤范围和病情严重程度有关。临床常用的方法为比色法。

【参考区间】比色法<4 μg/L。

【临床意义】脑脊液 MBP 现已广泛应用于多发性硬化的辅助诊断。90% 以上的多发性硬化急性期表现为 MBP 明显增高，50% 的慢性活动者 MBP 增高，非活动者 MBP 不增高。因此，MBP 是多发性硬化病情活动的观察指标。MBP 增高也可见于神经梅毒、脑血管病、颅脑外伤等。

七、酶学

（一）乳酸脱氢酶

1. 检测原理　常用的检验方法为酶速率法，与血清 LDH 检验方法相同。

2. 参考区间　参考区间为 8~32 U。

3. 临床意义　脑脊液乳酸脱氢酶（lactate dehydrogenase，LDH）相当于血清的 10%，随着年龄的增长，脑脊液 LDH 浓度越来越低。当中枢神经系统有病变时，脑脊液 LDH 浓度明显增高，对诊断或鉴别诊断某些中枢神经系统疾病有重要意义。

脑脊液 LDH 增高主要见于：①感染，特别是细菌性脑膜炎，而病毒性脑膜炎脑脊液 LDH 多正常或轻度增高，因此，LDH 可作为鉴别细菌性和病毒性脑膜炎的重要指标。细菌性脑膜炎以 LDH_4、LDH_5 增高为主，而病毒性脑膜炎以 LDH_1、LDH_2、LDH_3 增高为主。②脑梗死、脑出血、蛛网膜下隙出血的急性期。③脑肿瘤的进展期 LDH 明显增高，缓解期或经过治疗后疗效较好者 LDH 明显减低，或恢复正常。④脱髓鞘病，特别是多发性硬化症的急性期或病情加重期。

（二）氨基转移酶

1. 检测原理　常用的检验方法为酶速率法，与血清 AST 和 ALT 检验方法相同。

2. 参考区间　①AST：5~20 U。②ALT：5~15 U。

3. 临床意义　氨基转移酶最主要的有天门冬氨酸氨基转移酶（aspartate aminotransferase，AST）和丙氨酸氨基转移酶（alanine aminotransferase，ALT）。由于血-脑脊液屏障的作用，脑脊液氨基转移酶与血清无相关关系。因此，脑脊液氨基转移酶的活性仅反映了中枢神经系统病变，且 AST 较 ALT 更具有诊断价值。

脑脊液氨基转移酶活性增高主要见于：①中枢神经系统器质性病变，尤其是脑出血或蛛网膜下隙出血等。增高的氨基转移酶以 AST 为主，且 AST 增高与脑组织损伤坏死的程度有关。②中枢神经系统感染，如细菌性脑膜炎、脑炎、脊髓灰质炎等，氨基转移酶增高与血-脑脊液屏障通透性增高有关。③中枢神经系统转移癌、缺氧性脑病和脑萎缩等。

（三）其他

脑脊液中除了 LDH、AST、ALT 外，还有肌酸磷酸激酶（CPK）、溶菌酶（Lys）、磷酸己糖异构酶（PHI）、胆碱酯酶（ChE）、神经元特异性烯醇化酶（NSE）、醛缩酶（aldola-se）和腺苷脱氨酶（ADA），其检验结果也有一定的临床意义，见表4-12。

表4-12　脑脊液其他酶学指标增高的临床意义

指标	参考区间	临床意义
CPK（U/L）	0.5~2.0	①中枢神经系统感染，以化脓性脑膜炎最明显。②脑出血、蛛网膜下隙出血。③进行性脑积水、脱髓鞘病、继发性癫痫
Lys（mg/L）	<0.2	①细菌性脑膜炎，以结核性脑膜炎增高最明显。②脑肿瘤
PHI（Bodansky U）	0~4.2	①脑部肿瘤，特别是恶性肿瘤。②中枢神经系统感染，以结核性脑膜炎 PHI 增高更明显。③急性脑梗死
ChE（U）	0.5~1.3	①多发性硬化。②重症肌无力、脑肿瘤和多发性神经根神经炎等。③脑部外伤时，假性胆碱酯酶（PChE）增高，而 AChE 活性减低。④脑膜炎、脊髓灰质炎 PChE 增高

指标	参考区间	临床意义
NSE（U/L）	1.14±0.39	脑出血、脑梗死、癫痫持续状态
aldolase（U）	0~1	①家族性黑蒙性痴呆。②颅脑外伤伴有长期昏迷者。③急性脑膜炎、脑积水、神经梅毒、多发性硬化
ADA（U/L）	0~8	结核性脑膜炎（可作为诊断和鉴别诊断结核性脑膜炎的指标）

八、其他

脑脊液其他化学和免疫学指标增高的临床意义见表4-13。

表4-13 脑脊液其他化学和免疫学指标增高的临床意义

指标	参考区间	临床意义
谷氨酰胺（mmol/L）	0.41~0.96	肝硬化，特别是肝性脑病、败血症性脑病、中枢神经系统感染
色氨酸	阴性	中枢神经系统感染，特别是结核性脑膜炎
糖蛋白（mg/L）	4.95~13.20	急性化脓性脑膜炎和结核性脑膜炎的急性期
β_2-MG（mg/L）	成人：1.15±3.70	中枢神经系统感染、肿瘤、白血病、急性脑梗死
	儿童：1.10±0.50	
CRP	阴性	急性化脓性脑膜炎或结核性脑膜炎
乳酸（mmol/L）	<2.1	化脓性、结核性脑膜炎，脑血流量减少、脑积水、脑梗死、脑死亡等

（王春晖）

第四节 显微镜检验

一、细胞计数

（一）检测原理

①清亮或微浑的脑脊液标本，可以直接计数细胞总数，或稀释后再直接计数，将结果乘以稀释倍数。②采用直接计数法计数白细胞，或稀释后再直接计数，将结果乘以稀释倍数。③白细胞直接计数后，在高倍镜下根据白细胞形态特征进行分类计数。也可采用Wright染色后，在油镜下分类计数。

（二）方法学评价

脑脊液细胞计数的方法学评价见表4-14。

表4-14 脑脊液细胞计数的方法学评价

方法	评价
直接分类法	简单、快速，但准确性差，尤其是陈旧性标本，细胞变形，分类困难，误差较大
染色分类法	细胞分类详细，结果准确可靠，尤其可以发现异常细胞如肿瘤细胞，故推荐使用此法。该法不足之处是操作较复杂、费时
血细胞分析仪法	①简单、快速。②病理性、陈旧性标本中的组织、细胞的碎片和残骸以及细胞变形等都可影响细胞分类和计数，故重复性、可靠性差。③蛋白质含量高，尤其有凝块的脑脊液标本容易使仪器发生堵孔现象，故不推荐使用

（三）质量控制

1. 细胞计数 ①采集标本后应在1小时内进行细胞计数。标本放置过久，细胞可能凝集成团或被破坏，影响计数结果。②标本必须混匀后方可进行检查，否则会影响计数结果。

2. 校正与鉴别

（1）因穿刺损伤血管，可引起血性脑脊液，白细胞计数结果必须校正，以消除因出血带来的影响。

（2）细胞计数时，应注意红细胞、白细胞与新型隐球菌的鉴别。新型隐球菌不溶于乙酸，加优质墨汁后可见未染色的荚膜；白细胞也不溶于乙酸，加酸后细胞核和细胞质更加明显；红细胞加酸后溶解。

3. 检查方法 白细胞直接计数法的试管与吸管中的冰乙酸要尽量去尽，否则可使结果偏低。若标本陈旧、细胞变形时，白细胞直接分类法误差大，可采用涂片染色分类计数法。

4. 染色固定 涂片染色分类计数时，离心速度不能太快，否则会影响细胞形态，可采用玻片离心法、细胞室沉淀法收集细胞。涂片固定时间不能太长，更不能高温固定，以免使细胞皱缩，影响检验结果。

（四）参考区间

①无红细胞。②白细胞极少，成人：（0~8）×10^6/L，儿童：（0~15）×10^6/L，主要为单个核细胞，淋巴细胞与单核细胞之比为7：3。

（五）临床意义

脑脊液中白细胞数为（10~50）×10^6/L 为轻度增高，（50~100）×10^6/L 为中度增高，大于200×10^6/L 为显著增高。脑脊液细胞反应见图4-1~图4-4，脑脊液血细胞增高的程度及临床意义见表4-15。

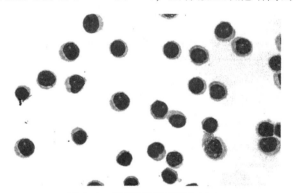

图4-1 脑脊液淋巴细胞反应

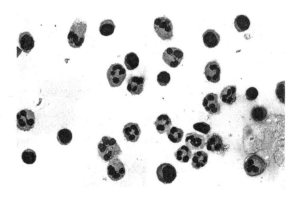

图4-2 脑脊液中性粒细胞反应

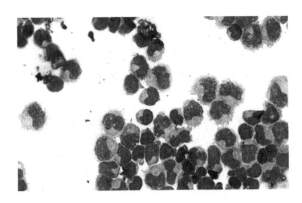

图4-3 脑脊液单核细胞反应

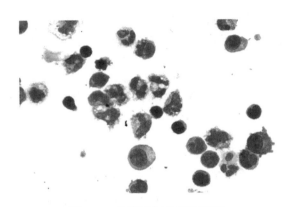

图4-4 脑脊液混合细胞反应

表4-15 脑脊液血细胞增高的临床意义

程度	细胞	临床意义
显著增高	中性粒细胞	化脓性脑膜炎
	红细胞	蛛网膜下腔出血或脑出血、穿刺损伤
轻度或中度增高	早期中性粒细胞、后期淋巴细胞	结核性脑膜炎,且有中性粒细胞、淋巴细胞、浆细胞同时存在的现象
	嗜酸性粒细胞	寄生虫感染
正常或轻度增高	淋巴细胞	浆液性脑膜炎、病毒性脑膜炎、脑水肿

二、细胞学检查

(一)检测原理

脑脊液细胞学也是显微镜检查的重要内容之一。近年来,常采用玻片离心沉淀法、细胞室沉淀法、微孔薄膜筛滤法、纤维蛋白网细胞捕获法等收集细胞,并进行染色。常用的染色方法有May-Grunwald - Giemsa染色法、PAS染色法、过氧化酶染色法、脂类染色法、硝基四氮唑蓝(NBT)染色法和吖啶橙荧光染色法等,重点检查脑脊液腔壁细胞、肿瘤细胞和污染细胞(图4-5)。

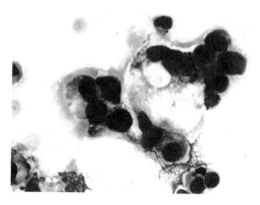

图 4-5 脑脊液转移癌细胞（胃癌）

（二）方法学评价

离心涂片法常影响细胞形态及分类。目前，玻片离心沉淀法和细胞室沉淀法已用于脑脊液细胞的浓缩和采集。其优点是采集的细胞形态完整（尤其是细胞室沉淀法），分类效果好。另外，玻片离心沉淀法阳性率高。

（三）临床意义

脑脊液细胞学检验的临床意义见表 4-16。

表 4-16 脑脊液细胞学检验的意临床义

细胞	细胞类型	临床意义
腔壁细胞	脉络丛室管膜细胞	脑积水、脑室穿刺、脑室造影或椎管内给药
	蛛网膜细胞	气脑、脑室造影或腰椎穿刺后，多为蛛网膜机械性损伤所致
肿瘤细胞	恶性细胞	原发性肿瘤、转移性肿瘤、白血病和淋巴瘤
污染细胞	骨髓细胞	穿刺损伤将其带入脑脊液中所致
	红细胞	穿刺损伤脊膜血管所致

三、病原生物学检查

（一）检测原理

1. 细菌学检查

（1）显微镜检查：采用脑脊液涂片革兰染色或碱性亚甲蓝染色检查致病菌。①革兰染色：用于检查肺炎链球菌、流感嗜血杆菌、葡萄球菌、铜绿假单胞菌、链球菌、大肠埃希菌等。②碱性亚甲蓝染色：用于检查脑膜炎球菌。显微镜检查对化脓性脑膜炎诊断的阳性率为 60%~90%。如果怀疑为结核性脑膜炎，可采用抗酸染色，油镜下寻找抗酸杆菌。新型隐球菌（Cryptococcus neoformans）检查常采用印度墨汁染色法，若呈假阳性，可采用苯胺墨染色法。

（2）细菌培养：主要适用于脑膜炎奈瑟菌、链球菌、葡萄球菌、大肠埃希菌和流感嗜血杆菌等。同时，也要注意厌氧菌、真菌的培养。

（3）ELISA 检测结核分枝杆菌抗体：结核分枝杆菌感染时，可产生特异性的抗结核分枝杆菌抗体，可采用最简便、高灵敏度的 ELISA 检测此抗体。如果脑脊液抗结核抗体水平高于血清，这对结核性脑膜炎的诊断及鉴别诊断具有特殊价值。

2. 寄生虫检查

（1）脑脊液涂片显微镜检查：可发现血吸虫卵、肺吸虫卵、弓形虫、阿米巴滋养体等。

（2）脑囊虫检查：脑囊虫补体结合试验诊断脑囊虫的阳性率可达88%；致敏乳胶颗粒玻片凝集试验诊断脑囊虫的符合率为90%；ELISA法对诊断脑囊虫病具有高度的特异性。

（3）梅毒螺旋体检查：神经梅毒的诊断首选灵敏度、特异性均很高的螺旋体荧光抗体吸收试验（fluorescent treponemal antibody – absorption test，FTA-ABS）；其次选用性病研究实验室玻片试验（venereal disease research laboratory test，VDRL），其灵敏度为50%~60%，特异性为90%。

（二）参考区间

阴性。

（三）临床意义

脑脊液中查找到病原生物，可为临床诊断提供病因学依据，有确诊价值。如果有细菌，结合临床特征，可以诊断为细菌性脑膜炎；如有新型隐球菌，则诊断为新型隐球菌性脑膜炎；如发现寄生虫虫卵，可以诊断为脑寄生虫病。

（王春晖）

第五节　自动化检验

在适当情况下，自动化体液计数方法比手工法能计数更多的细胞，提高了精密度。可进行体液细胞计数的仪器类型和检测方法很多，包括电阻抗、数字成像、流式细胞术、光散射、染色、荧光、核酸荧光标记，或联合运用这些技术。制造商应声明仪器的预期用途，明确何种类型的体液已获监管机构批准，可用仪器检测。

脑脊液标本中细胞数较高时，可用自动化仪器计数；而细胞数较低时，则仪器检测灵敏度就会受限制，应参考仪器的要求进行调整，仍需人工计数。

检测特殊体液（如CSF）标本应遵循制造商的推荐程序。能否使用自动细胞计数仪的关键是能否确保对体液细胞数量低的标本也能提供可靠的计数结果。因此，每个实验室须制定有核细胞和红细胞计数的最低检测限，如低于该值时，仪器分析结果就不可靠。检测限不应低于制造商推荐的限值。临床实验室须建立自动细胞计数仪的可接受范围，当细胞计数低于下限时应确定使用替代方法。当仪器报警时，临床实验室应有替代方法来验证结果，还应说明何时需手工分类计数，作为自动化仪器计数的补充。

一、流式细胞术法

目前，采用流式细胞术法作体液细胞分析的仪器有两类：一类是流式细胞仪，基于细胞免疫表型的特点，可对体液中细胞做免疫表型分析；另一类是血液分析仪，能自动进行细胞计数和简单分类。仪器有助于检测每个细胞的范围特征、细胞绝对数，具有高灵敏度和特异性。

现有的多种型号血液分析仪能对体液细胞进行自动计数，虽能提高检测的精密度和缩短周转时间，但也有不少问题。例如：体液基质不同于血液，大细胞（如间皮细胞、吞噬细胞、肿瘤细胞）或非细胞颗粒（细菌、隐球菌）会干扰检测。基于电阻抗技术的多数血液分析仪背景计数很高，对体液（如

CSF）中少量细胞的计数结果准确度不高。当细胞数量小于 $10×10^6/L$ 时，仪器就不能进一步分类。

在 CSF 细胞计数时，能提供总有核细胞数、白细胞计数和红细胞计数，有的还能提供白细胞部分分类，即单个核细胞（淋巴细胞和单核细胞）和多个核细胞（中性粒细胞、嗜酸性粒细胞、嗜碱性粒细胞），并提供计数结果和散点图。也可用于胸腔积液、腹腔积液、透析液和心包腔积液细胞计数。

流式细胞仪是一种能够检测单克隆 B 淋巴细胞（占总数 0.01%）异常灵敏的方法；对 CSF 血液恶性肿瘤细胞的检出率达 86%，高于传统的形态学分析。流式细胞仪检测可定位 CSF 可疑恶性血液病患者软脑膜转移，深入了解多种神经炎性疾病如多发性硬化症和神经系统副肿瘤综合征发病机制。

在技术上，流式细胞仪检测面临脑脊液低细胞数、白细胞存活率快速减低的挑战。流式细胞仪、显微镜和分子技术均有各自长处，互相结合最为理想。使用细胞离心法、免疫细胞化学方法检测脑脊液细胞表面抗原。此技术检测血液恶性肿瘤软脑膜定位的灵敏度为 89%～95%，特异度为 89%～100%。但仅用于强烈怀疑有中枢神经系统软脑膜转移的血液恶性肿瘤。

二、数字成像分析法

采用数字成像分析法的仪器有自动显微镜分析仪，它与血液分析仪的测定方法不同，既可用于尿液细胞和颗粒的分析，也可用于体液细胞的计数，包括脑脊液、胸腔积液、腹腔积液、透析液、腹腔灌洗液、心包腔积液和关节腔积液等液体。与尿液分析相同的数字流式细胞影像技术能显示数字结果和细胞数字影像，并由人工进行编辑。无须预先清洁或标本处理，可随时分析体液标本。

三、质量保证和建议

自动化体液计数仪应遵循制造商说明使用，正确选择适当的体液进行检测。推荐使用已经确认并注明预期用途的仪器。在临床实验室修改已确认的检测系统，或使用制造商未说明性能特征的仪器时，须在患者检测报告之前，先验证检测系统的性能特性，包括准确性、精密度、分析灵敏度、分析特异性（含干扰物质）、检测系统结果报告范围、参考区间和测试所需其他性能特征。

与手工法相比，仪器法提高了计数的准确度、精密度和效率。但如何验证自动化仪器计数体液细胞的性能是临床实验室所面临的诸多难题之一。2014 年，国际血液学标准化委员会（ICSH）的体液细胞自动计数仪性能和验证国际工作组，为提供准确而可靠的自动体液细胞的计数结果，发布了有助于临床实验室计划和实施自动细胞计数仪验证的指南。

在加拿大、美国、英国和日本的实验室开展了一项实践调查，以确定使用仪器计数体液细胞的实验室数量和仪器计数的性能指标。根据调查结果，ICSH 成立了体液细胞自动计数仪性能和验证国际工作组。为了提供自动体液细胞计数准确可靠的结果，工作组制定了一套有助于实验室规划和实施自动细胞计数仪验证的指南，经 ICSH 大会讨论并通过国际专家组审核后，进一步达成了共识。

（一）现状

由加拿大质量管理计划—实验室服务制定的调查问卷，分发到参加加拿大 QMP-LS 的实验室、美国病理学家学会的实验室和英国血液室间质量评价的实验室，以及参加日本实验血液学学会性能验证计划的实验室。调查问卷的目的：确定实验室是否使用自动仪器计数脑脊液和其他体液细胞；如何确定这些仪器的性能特征。实验室需说明仪器的性能特征，以确定仪器是否符合体液细胞计数的质量要求。各实验室的仪器性能有很大的差异，包括精密度（19%～83%）、正确性（26%～86%）、灵敏度（11%～

64%）、特异度（5%~33%）和可报告范围（2%~71%）。与精密度和正确性相比，对灵敏度、特异度和可报告范围进行评估的实验室较少。北美地区进行仪器这些性能的验证比英国和日本的频率更高。调查还询问了实验室采用何种程序来保证结果的质量。这些程序包括实验室是否做体液质控标本、检测标本前是否做背景计数，以及对假性检测结果有无处理的程序。须注意的是，仅有少数实验室使用独立的体液细胞计数质控品。

因此，ICSH 指出在使用具有体液检测模式的自动化方法做体液细胞计数时，临床实验室应验证制造商声称的每一类型体液的检测性能特征，包括 CSF、浆膜液（心包腔、胸腔、腹腔）和滑膜液。特别重要的是，要验证仪器能准确计数低值细胞的性能，低值细胞计数常见于各种体液，尤其是脑脊液标本。

（二）自动化方法性能验证

ICSH 文件指出，提供仪器有能力报告可靠结果证据是规范实验室的做法，在有些国家这是法规的要求。与外周血相比，体液有不同于全血的基质，所含细胞种类也不同。因此，确保临床实验室对准备分析的每种体液类型的结果生成具有真实性和可靠性很重要。外周血标本不能用于确认或验证。许多仪器有专门的体液模式，因此，对全血细胞计数的验证不能满足体液细胞计数报告的法规要求。每个临床实验室应确定自己的体液细胞计数模式的可接受性，连同性能指标的研究。

如临床实验室有多台仪器，或为医疗大集团整体健康网络的一部分，则可对其中一个地点的一台仪器进行完整验证，其他仪器则可进行转移验证；若仪器来自同一制造商且型号相同，也就是说，对其他仪器无须进行完整验证，但在开展临床实验室认可的其他地点，须有来自仪器经完整验证可用数据。如实施患者相关性研究的完整确认需 40 例标本。只要标本在运送过程中能保证完整性，就可在不同地点之间共享标本。

1. 正确度

正确度可用两种不同的方法进行验证。①可使用分割标本进行比对试验，通常至少有 40 例均匀覆盖可报告范围的患者标本。结果与实验室定义的限值进行比较，以判断差异有无显著性。若以手工计数为比较方法，则难度较大。②也可使用定值的参考物质如商品化质控品的预期回收值。实验室应设定可接受范围的限值。

2. 精密度（重复性）

必须对仪器精密度进行评价，需考虑所有可能影响仪器的变异因素。重要的是，测试标本应与临床标本具有相同特性。建议检测≥2 个浓度的标本，通常采用 1 个高浓度和 1 个低浓度，包括一个任意的医学决定水平的标本。建议所有标本应至少测定 10 次，以确定批内精密度。完成 10 次有困难时，应视可用标本量而决定次数，而有效统计至少应检测 5 次。

还应测定标本在一段时间内的再现性。因标本不稳定，故不可能在不同的日期测定同一标本，但可用仪器的体液质控品做精密度研究。

3. 相关性

应按临床实验室可接受的程序和制造商建议的方法来处理和检测标本。可用实验室当前使用的、制造商声称的方法或参考方法进行研究。应注意的是，大多数情况下，由制造商提供的用于确认的方法是基于手工计数法。

建议至少检测 40 例标本，且应覆盖分析测量范围，特别是医学决定水平。每一类型体液应做相关性确认。要确定分析测量范围限值的偏倚，体液计数必须有高值和低值。这对小型实验室来说可能很难，但标本越多，则相关性越好，且对抗系列性标本干扰物的机会就越大。如参考方法是手工计数法，则建议对同一标本计数 2 次，以提高手工计数的精密度。应考虑标本的稳定性。为避免标本储存成为可变因素，标本应在相同条件下储存，并在 2 小时内检测完毕。

CLSI H56 文件指出，自动化仪器法和参考方法的相关性研究最好采用回归性分析来确定相关系数、斜率和截距，有关方法比对详细要求见 CLSI EP9 文件。

4. 携带污染

要确保高浓度标本不会对随后的标本造成正偏倚，从而导致假性增高的结果，这对 CSF 标本尤为重要。建议在检测体液标本前先做空白测试，同样重要的是，要确保在分析体液标本前，吸入非血液的液体不会引起体液标本的稀释，从而造成假阴性结果。

应先检测高计数值标本，随后测定低计数值标本。高值标本应测定 3 次，记为 A_1、A_2 和 A_3，随后测定低值标本 3 次，记为 B_1、B_2 和 B_3。计算携带污染：

$$携带污染率 = \frac{B_1 - B_3}{A_3 - B_3} \times 100\%$$

有些临床实验室在分析体液标本前先检测空白标本，重要的是，要确保此做法不因预稀释而造成结果假性减低。如按临床实验室可接受性标准，当携带污染不可接受时，则要求仪器进行维修或保养，然后再重复携带污染研究。

CLSI H56 文件指出，上一个标本对下一个标本检测的影响应最小化。如血性脑脊液不能影响到随后的清澈无色的脑脊液。任何被污染的检测结果应是无临床意义的。携带污染有 2 种类型：①阳性携带污染；即阳性携带污染指高浓度标本对后续低浓度标本的影响；②阴性携带污染；即阴性携带污染指低浓度标本对后续高浓度标本的影响。检测时，稀释液/清洗剂对标本的稀释效应也属此情况。有许多方法可检测携带污染。

5. 检测下限

检测下限可能是最关键的验证步骤之一，尤其对 CSF 细胞计数。制造商必须规定总有核细胞计数和红细胞计数的下限，且此下限不应低于制造商建议的限值。临床实验室计划分析的所有体液类型均应实施检测下限的验证，以证明标本的基质效应。验证时，没有必要使用不同批号的试剂。

了解各种低浓度不同限值及其之间的关系，并验证制造商声称的限值很重要。

（1）空白限：是多个空白标本经重复测量，所获得的空白标本最高测量值。

LoB 验证：如可能，则重复测定一种类型以上、不含任何细胞的体液。建议使用体液标本，以避免基质效应，但如不可能使用体液标本，则可用稀释液。每个标本应至少重复检测 10 次。考虑到实验室环境不同，此项研究至少应进行 2~3 天。没有必要连续数天进行检测，这取决于标本的可用性。如制造商有特定的 LoB，而重复测定的结果中最少有 3 次小于或等于制造商 LoB，则可接受制造商声称的 LoB。

（2）检出限或分析灵敏度：是标本中能检出的分析物最低测量值，通过重复检测至少 4~6 个低浓度细胞计数的标本而获得，标本浓度通常在 LoB 到 4 倍 LoB 范围内。

LoD 验证：如制造商有特定的 LoD，则采用等同于制造商声称的低浓度标本和相同的程序。如 95% 的结果一致，则可使用制造商声称的 LoD；否则，实验室必须建立自己的 LoD。

（3）定量限：是在可接受的精密度和正确度下，可检出的标本分析物最低测量值，须符合临床实验室对准确度或总允许误差的要求。各限值之间的关系是 LoB<LoD≤LoQ。LoD 和 LoQ 常为相同的值，但必须高于 LoB。

LoQ 验证：无论观察到的 LoD 精密度是否符合临床实验室设定的可接受精密度目标，均需做 LoQ。可使用检测 LoD 相同的过程测定 LoQ。LoD 或 LoQ 是可靠检测的最低细胞计数值，故符合临床实验室不确定度，即偏倚和不精密度的目标。

CLSI H56 文件指出，制造商须注明灵敏度限值，即每种体液成分的最低检出浓度。临床实验室操作规程应详述遇到标本成分浓度接近或低于灵敏度限值时应采取的步骤（如浓度接近或低于灵敏度限值时替代方法）。仪器准确可靠地检测并计数低浓度红细胞和有核细胞能力很重要。灵敏度取决于仪器携带污染、精密度和正确度，须对制造商确定的检测限进行灵敏度验证。有关检测限验证的详细要求见 CLSI EP17 文件。

6. 分析特异性（包括干扰因素）

制造商应确定任何可能会导致结果错误的干扰物。体液中干扰物可以是小凝块、结晶等任何物质，临床实验室应查出这些干扰物对结果的影响。研究应预先确定考虑实验室的特定患者群体，应涵盖各种体液类型，包括有干扰物的体液和来自各种疾病状态患者的体液。此项研究可纳入患者的相关性研究。

CLSI H56 文件指出，仪器准确识别体液有形成分的能力可能会受到干扰物质的影响。制造商应清楚标识体液检测时，任何可能的干扰物质。有关方法精密度和正确度验证的详细要求见 CLSI EP5 和 EP15 文件。

7. 分析测量范围

分析测量范围指细胞计数的范围，是仪器未经任何预处理（如稀释标本）能准确测量的能力。应使用和体液基质相似的标本进行研究，因此，建议临床实验室对仪器预期要检测的每一类型体液均作线性研究。

制造商必须确定 AMR，临床实验室有责任验证这些声明。此可经检测制造商声称的线性范围内 5～7 个浓度予以证明，每个浓度应重复测定 3 次，并使用制造商建议的稀释液。重要的是，要使用医学决定值、最高浓度和检测下限值的细胞计数浓度，尤其是 CSF 标本。

在验证期间，可能很难找到高浓度的标本。若日后收到高值标本可再做线性研究，并更新临床实验室方案，以反映更高的检测上限。

CLSI H56 文件指出，制造商须注明所测体液中每种成分的可接受 AMR。临床实验室操作规程应详述遇到标本浓度超过 AMR 限值时须采取步骤（如对浓度超过 AMR 上限时稀释处理，或低于 AMR 下限时替代方法）。

（三）质量保证要求

自动计数的体液标本与外周血标本的处理过程不同。临床实验室应注意标本采集过程的分析前变异，包括影响可报告结果的容器类型、标本运送和储存。标准操作规程应包括标本处理、仪器模式更改和标本检测等所有步骤。每个临床实验室必须有标准操作规程，此规程应遵循所在地区建议的指南。

1. 标本前处理

制造商声称的预期用途必须表明标本检测前是否须做特殊处理。如为了降低滑膜液标本的黏度，会用透明质酸酶对标本进行预处理。很多文献报道标本采集后数小时内就会发生细胞退化、溶解和细菌生长，这取决于所用时间、贮存条件和标本类型。应在标本稳定的时间内检测标本，而两种方法之间的相关性比较则应在 2 小时内完成。

2. 标本量

大多数临床实验室进行验证或确认研究时，面临的最大障碍可能是标本的可利用性。一旦决定做自动体液计数，就应将数据收集整合到每日常规的工作之中。每次收到标本时，应采用两种方法检测，即当前方法和验证方法，并保存数据供日后统计比较。累积数据应定期审核，以确保各类体液都得到验证，并确定何处存在较差的相关性，应在标本之间查找各种常见原因。

对小型临床实验室而言，要满足验证研究所需标本数量会很难。重要的是，只有足够的标本量才能达到有效的统计，并确保仪器能提供真实的结果，特别是在医学决定值的水平之上。为了有效统计，对每一标本类型，建议至少使用 40 份标本进行研究。

3. 背景核查

在检测任何标本，尤其是 CSF 标本前，应确保吸样通道清洁，以避免标本受污染。如在开管模式下检测标本，对进样针外部进行清洁也是规范实验室的做法。背景计数必须小于或等于空白值下限，否则应重做。如复做后背景计数仍很高，则仪器应进行清洗或日常维护。

4. 处理假性结果的程序

检测结果未经复核，则不应接受。此时，大多数系统会报警。临床实验室操作程序应说明体液标本发生报警时，应如何进行调查和采取所需的措施。这些程序应包括：如何检出造成假性结果的各种碎片或细胞团块，以及表明是否有必要使用替代的计数方法。方法可采用外观检查或湿片显微镜检查。如实验室政策认为，对不可弥补的标本，即使不合格，也应检测，则实验室检测报告应包括对这些不合格的发现及对结果准确性影响程度的描述。

还应注意鉴别标本中非细胞物质，特别是引起计数结果假性增高或阻塞计数孔的物质。

5. 结果超出报告范围的处理程序

当检测结果超出实验室验证的 AMR 时，临床实验室必须确定每种体液的可报告上限和下限（见分析测量范围和线性）。临床实验室应有处理超出可报告范围上限和下限标本的书面程序，包括结果超出 AMR 实施稀释的程序。

6. 测量单位

要求临床实验室表明用于报告体液细胞计数的测量单位，而调查结果显示临床实验室使用了不同的测量单位，这可造成医生的困惑。因此，建议自动体液计数使用与全血细胞计数相同的测量单位，以消除可能导致错误结果的计算过程。在患者报告中应明确标明所用的测量单位。

7. 室内质量控制

必须对定量检测体液标本的分析系统进行控制。虽然有可用的商品化体液质控品，但也存在一些困惑，即有无必要做独立的质控，或是否可接受日常使用的商品化 CBC 质控品。新近的血液分析仪具有特定的体液检测模式，而重要的是，要了解此模式与 CBC 模式相比，是否有不同的检测通道、吸样路径、标本稀释方式、报告模式、计数体积或细胞分析方法。如体液标本采用不同的检测方法，则需有独立的质控品。也有用于检测仪器体液 AMR 下限值的商品质控品。其他应考虑的是细胞分类计数是否由仪器报告。

CLSI H56 文件指出，对自动化仪器进行质控可确保仪器运行正常，并符合制造商的操作说明。注意质控品应与标本处理和检测过程一致（如两者检测通道一样）。适当的质控检测包括检测系统的背景计数，对须使用体液检测系统的其他液体（如稀释液、细胞溶解剂等不属于仪器主要检测液体）也要做质控。除非制造商对质控检测有特别的说明，临床实验室须按当地认证机构要求，将质控检测作为常规工作。美国病理学家学会（CAP）规定，如血液和体液在同一台仪器上检测，则无须使用不同的质控品。

8. 能力验证

能力验证是临床实验室认可的要求。对临床实验室来说，如无来自外部能力验证计划可用的检测标本，则必须用其他方式来证明检测准确性的能力，如采用盲样检测或临床实验室之间的标本交换及比对，以满足与法规的符合性。

除仪器所分析的体液类型不同外，对体液细胞自动计数仪进行的确认/验证，应视为与外周血细胞标本自动计数的验证一样。最为重要的是，确定体液细胞低值计数的正确性和精密度。验证/确认的目的就是确定仪器适合其预期用途，并识别任何潜在的误差，此误差可提供错误结果，这可能会影响到患者的诊疗。

（王春晖）

第五章

阴道分泌物检验

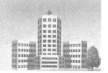

本章主要介绍阴道分泌物实验室常规检查项目，包括理学检查、显微镜检查、化学与免疫学检查，并介绍我国和国外对阴道分泌物检查相关临床疾病诊断的指南及循证检验医学评价，以便对现有的阴道分泌物检验项目有科学客观的认识，以促进检验医学为临床服务的水平。有关阴道分泌物检验的重要指南包括中华医学会妇产科学分会感染性疾病协作组的《细菌性阴道病诊治指南（草案）》《滴虫阴道炎诊治指南（草案）》，中华医学会"念珠菌病诊治策略高峰论坛"专家组的《念珠菌病诊断与治疗：专家共识》，以及英国、美国妇产科学会等的最新指南。

生育年龄女性有适量的阴道分泌物（白带）是健康现象。正常时，阴道和外阴常有少量分泌物保持湿润。阴道分泌物由阴道黏膜渗出物、宫颈腺体及子宫内膜分泌物组成，含阴道上皮脱落细胞、白细胞等，通常透明、白色、无味、黏度高。宫颈黏液量变化随月经周期的激素水平波动。排卵前，雌激素水平增加，宫颈黏液由黏稠变为清晰、湿润、有弹性和滑爽。排卵后，雌激素水平下降，孕激素水平升高，宫颈黏液变厚，黏性增加。阴道环境是一个动态生态系统，约含 10^9 个菌落形成单位。阴道有一些定植共生菌（正常阴道菌群）。正常菌群中主要是乳酸杆菌，其他为潜在的病原菌。青春期雌激素水平升高，导致乳酸杆菌分解阴道上皮的糖原产生乳酸，因此，阴道环境为酸性，通常 pH≤4.5。酸性环境和其他免疫因子可抑制其他有害细菌生长。有些乳酸杆菌可产生强效杀菌的过氧化氢。其他共生菌包括厌氧菌、白喉杆菌、凝固酶阴性葡萄球菌和甲型溶血性链球菌。有些共生菌过度生长，可引起阴道分泌物改变，包括白色念珠菌、金黄色葡萄球菌、无乳链球菌（B 组链球菌）等。

生育年龄女性出现异常阴道分泌物的最常见原因有 3 类：①感染（非性传播性），如细菌性阴道病、念珠菌病（念珠菌性阴道炎）；②感染（性传播性），如阴道毛滴虫、沙眼衣原体、淋病奈瑟菌、单纯疱疹病毒；③非感染性，如异物（如滞留卫生棉条、避孕套）、宫颈息肉、宫颈糜烂、生殖道恶性肿瘤、瘘管、过敏反应。

妇科患者常主诉阴道溢液、阴道不适、阴道异味，其主要病因是细菌性阴道炎、念珠菌病和滴虫性阴道炎。虽然这 3 种疾病临床症状很相似，但病原体各不相同，治疗方法也截然不同，故在开始治疗前，明确病原体非常关键。有时，有必要对患者的性伴侣同时进行诊治，以免再次感染。

阴道分泌物的实验室检查，主要是外观理学检查、显微镜检查、化学与免疫学检查。理学检查、显微镜直接湿片检查、胺试验或"胺臭味试验"、加氢氧化钾（KOH）镜检和革兰染色有助于鉴别细菌性阴道炎、念珠菌病和滴虫性阴道炎。虽然这些检查项目简单易行，但结果准确性仍依赖于检验人员的经验和技术能力。检测阴道分泌物可鉴别阴道溢液和阴道不适的病原菌，有助于医生及时诊治阴道炎/阴道病。

第一节　标本采集与处理

阴道分泌物的正确采集、处理和储存，可使检测微生物和其他细胞成分的结果更为可信。通过理学、显微镜、化学与免疫学检查，可帮助诊断外阴、阴道各种炎症性疾病。

一、标本采集

在阴道穹隆部采集阴道分泌物时，应避免窥阴器使用抗微生物制剂的润滑油。用灭菌拭子（头部包有聚酯棉球），或用灭菌圈无菌采集。选择采样器材很重要，棉球对淋病奈瑟菌有不良反应，木质器材对沙眼衣原体有不良反应。可使用一个或多个拭子采集标本。标本采集后应尽快送检。申请单上，除写明患者信息外，还应包括患者与疾病相关情况，如月经状况，是否接触性传播疾病，是否使用阴道润滑剂、阴道霜剂、阴道冲洗器等。

二、标本储存

阴道分泌物标本应尽快送检，否则应于室温保存。冷藏不利于淋病奈瑟菌复苏，还会影响阴道毛滴虫滋养体的识别（因检查依赖于其特征性运动）。然而，检测沙眼衣原体或病毒（如单纯疱疹病毒）的标本应冷藏保存，以防止正常菌群大量生长。

三、标本制备

包括用生理盐水显微镜检查涂片、氢氧化钾涂片、阴道酸碱度检查和胺（胺臭味）试验。

（刘米华）

第二节　理学检验

阴道分泌物理学检查主要包括颜色、气味、性状和量。

一、颜色、气味和性状

正常阴道分泌物为白色稀糊状，无气味。病理情况下，阴道分泌物外观呈黄色或黄绿色脓性、味臭，多见于滴虫性或化脓性阴道炎等。呈脓性泡沫状，多见于滴虫性阴道炎。呈豆腐渣样，多见于真菌性阴道炎。呈黄色水样，多见于子宫黏膜下肌瘤、宫颈癌、输卵管癌等引起的组织变性坏死。呈血性伴臭味，多见于恶性肿瘤、宫颈息肉、老年性阴道炎、慢性宫颈炎和使用宫内节育器副反应。呈灰白色、奶油状和稀薄均匀状，多见于细菌性阴道病。呈无色透明黏液样，多见于应用雌激素后和卵巢颗粒细胞瘤。

二、分泌量

正常阴道分泌物量多少不等，与生殖器官充血和雌激素水平有关。病理状态时，可见分泌量增多，如应用雌激素、精神刺激、盆腔肿瘤、子宫后屈、慢性全身性疾病、慢性宫颈炎、宫颈内膜炎、宫颈糜烂和恶性肿瘤（宫颈癌、阴道癌、宫体癌、输卵管癌）等。

（刘米华）

第三节　显微镜检验

阴道分泌物标本的显微镜检查、主要包括直接湿片检查、胺试验湿片检查或再加第 3 张涂片用于革兰染色检查。

一、检查方法

1. 直接湿片检查

一般将采集的阴道分泌物拭子直接置于 0.5～1.0 mL 无菌生理盐水（0.9% NaCl）中，取出适量涂片，进行镜检。或者，取 1 滴无菌生理盐水置于载玻片上，将阴道分泌物拭子涂抹制片后镜检。可用亮视野显微镜或相差显微镜在低倍镜（100×）和高倍镜（400×）下观察。低倍镜用于标本成分总体筛检评价，如评估上皮细胞的参数有细胞数、细胞类型，是否有聚集现象。通常，湿片直接镜检可见：红细胞、白细胞、细菌大致形态、酵母菌、菌丝/假菌丝、毛滴虫、线索细胞、副底层细胞、基底层细胞和鳞状上皮细胞等。

2. 胺试验湿片检查

本项检查也称"胺臭味试验"。方法是：在玻片上滴加阴道分泌物悬液，将 1 滴 10% KOH 直接滴加在悬液上，即刻判断是否有"鱼腥"挥发味。此恶臭味刺激是三甲胺，因添加了 KOH 后 pH 改变引起胺类挥发产物。细菌性阴道病时，阴道菌群改变，产胺类细菌显著增多。阴道分泌物改变和脱落上皮细胞的增多与胺类增加有直接关系。正常阴道分泌物进行本试验呈阴性。

二、病原体检查

阴道分泌物湿片镜检可见的主要病原体如下。

1. 细菌

阴道中菌群复杂多样，健康人阴道中主要细菌是占 50%～90% 的乳酸杆菌，其形态鲜明，大且无动力，为革兰染色阳性杆菌，代谢产物为乳酸，可维持健康阴道酸性环境（pH3.8～4.5）。此外，部分乳酸杆菌产过氧化氢，帮助平衡阴道菌群，防止其他细菌繁殖，特别是阴道加德纳菌和普氏菌。乳酸杆菌和鳞状上皮细胞数量减少代表菌群失调。正常阴道分泌物也可见少量其他形态的细菌，若其数量增多甚至占优势则视为异常。这类细菌包括小且无动力，革兰染色不定的球杆菌（如阴道加德纳菌）；细且弯曲，有动力，革兰染色不定的杆菌（如动弯杆菌属）；革兰染色阳性球菌（如消化链球菌属、葡萄球菌、链球菌、肠球菌属）；革兰染色阴性杆菌（如普氏菌属、牙龈卟啉菌属、类杆菌属、大肠杆菌类）。

2. 酵母菌

正常阴道分泌物中也偶见酵母菌或芽生孢子。由于酵母菌和红细胞看上去相似，要鉴别两者可用氢氧化钾来溶解红细胞。典型酵母菌大小为 10～12 μm，革兰染色阳性。酵母菌数量增加或查见菌丝、假菌丝，则考虑异常，为酵母菌感染（如念珠菌感染）。

3. 毛滴虫

毛滴虫是带有鞭毛的原虫，可引起阴道上皮炎症。其形态呈梨形或萝卜形，也有呈球形、长方形、香肠形。大小为 5~30 μm，平均 15 μm。阴道毛滴虫须在无氧环境中繁殖，最适生长代谢所需 pH 为 6.0。可根据毛滴虫的特殊运动来辨认。借助 4 根前鞭毛和向后延伸体长一半的波动膜，毛滴虫得以运动。鞭毛提供向前的推力，波动膜的波浪状运动使虫体可旋转。一根后鞭毛有黏附阴道黏膜作用，也是毛滴虫病引起组织损伤的潜在原因。不运动或死亡毛滴虫因其形似白细胞而很难鉴别。毛滴虫死亡后先失去动力，随后波动膜停止，最后成团，看上去像白细胞。染料对毛滴虫有害，所以湿片染色对鉴别毛滴虫无用。毛滴虫对生长环境要求高，一旦离开阴道黏膜会立即死亡。所以如怀疑滴虫性阴道炎，应制作阴道分泌物湿片，采样后尽快镜检。但也有文章报道，毛滴虫生存能力比较强，能在 25~42℃ 条件下生长繁殖，3~5℃ 低温可生存 21 天，在 46℃ 时能生存 20~60 分钟，脱离人体后在半干燥的条件下也可生存数小时。

4. 血细胞

健康人阴道分泌物中有白细胞，但整张涂片数量极少。白细胞数量变化与女性月经周期相关，排卵期和月经期白细胞数会增高。阴道分泌物通常无红细胞，月经期或月经期前后采集的标本例外。因此，标本送检时应注明患者与疾病相关情况，这一点非常重要。

5. 上皮细胞

阴道内壁覆盖复层鳞状上皮。对阴道黏膜组织采样时，会同时采集到大量鳞状上皮细胞，也是正常阴道的主要细胞，大小为 30~60 μm，薄而扁平，扁平状形态易于识别，核小、居中，胞质丰富，细胞老化后呈细颗粒状。细胞退化引起细胞内透明角质颗粒与线索细胞粗糙外形有显著区别，不可混淆。

（1）线索细胞：大量细菌附着于上皮细胞胞膜而形成，是细菌性阴道病的诊断标志物。因胞膜表面附着大量细菌，胞质内有细小颗粒，细胞边界不清，也可不见胞核。细菌不一定会包裹整个线索细胞，但至少覆盖 75% 的胞质。镜检人员凭借技术和经验可区别正常退化内含透明角质颗粒的上皮细胞和附着细菌的线索细胞。透明角质颗粒的大小多变，体积比细菌大，这两点有助于区分两者。

（2）副底层细胞：位于阴道黏膜组织的鳞状上皮细胞下层，所以正常阴道分泌物中无或少见副底层细胞。月经期采样时或绝经后采样时，细胞数会增加。细胞直径为 15~40 μm，呈椭圆形或圆形，胞质边界清晰，其形状和大小与泌尿系统移行上皮细胞相似，但核质比更小（1 : 1~1 : 2）。副底层细胞数增多常见于萎缩性阴道炎和脱屑性阴道炎。

（3）基底层细胞：源于阴道复层上皮的基底层。其大小与白细胞相似，直径为 10~16 μm，核质比为 1 : 2。湿片中如查见基底层细胞则为异常，阴道分泌物中出现基底层细胞常伴大量白细胞，常见于脱屑性阴道炎。

三、注意事项

制作直接镜检湿片时，标本悬液上加盖玻片，避免产生气泡。制作镜检湿片的同时要加盖玻片，并预留 1 张湿片加氢氧化钾以溶解上皮细胞和红细胞。如需直接镜检，对玻片稍微加热可分解细胞成分，使真菌更易辨识。虽制备氢氧化钾湿片作用有限，但对发现和鉴别真菌，以及进行胺试验（胺臭味试验）仍有很大帮助。

（刘米华）

第四节 化学与免疫学检验

阴道分泌物的化学与免疫学检查主要包括酸碱度测定和滴虫快速试验，有助于细菌性和滴虫性阴道病的诊断。

一、酸碱度

1. 检测方法

用窄谱 pH 试纸直接接触阴道分泌物，观察试纸色泽变化，并与比色卡比较读数。pH 须在拭子放入生理盐水前使用商品化 pH 试纸来检测。

2. 临床意义

阴道分泌物 pH 对鉴别诊断阴道炎价值较大。正常阴道分泌物 pH 应为 3.8~4.5。pH>4.5 与细菌性阴道病、滴虫性阴道炎和萎缩性阴道炎相关。有些乳酸杆菌可产生过氧化氢，进而加固阴道健康酸性环境。过氧化氢杀菌作用可抑制内源微生物过量繁殖，如阴道加德纳菌。产过氧化氢乳酸杆菌数量减少或消失与细菌性阴道病相关。

3. 检测灵敏度

有研究显示，单一阴道分泌物 pH 检测对细菌性阴道病的诊断灵敏度达 73%，结合临床症状则能提高到 81%。

二、OSOM 滴虫快速试验

1. 检测方法

采用免疫光谱毛细浸片术，将阴道分泌物拭子与缓冲液混合，试带条浸渍混合液，10 分钟后试带上特异性抗体与滴虫细胞内及细胞表面分泌性蛋白抗原结合，显示红色线条为阳性。

2. 临床意义

阴道毛滴虫感染引起女性阴道炎、尿道炎和男性尿道炎、前列腺炎等疾病，阴道毛滴虫诊断主要依赖实验室诊断，传统湿片法虽简便价廉，但灵敏度低；OSOM 免疫法相对于湿片法不但有较高灵敏度，且快速简便，可提高阴道毛滴虫的检出率。

3. 检测灵敏度

在滴虫性阴道炎低感染率（2%）的妇女中，用 OSOM 法快速检测滴虫，与湿片法相比，OSOM 法具有良好的诊断性能，灵敏度为 94.7%，特异性为 100%，准确性达 99.9%，阳性预测值为 100%，阴性预测值为 99.9%，可明显降低实验室检测滴虫的劳动力成本。另有研究显示，诊断滴虫性阴道炎灵敏度：湿片法为 83.3%，OSOM 法为 86.1%，培养法为 94.4%。OSOM 法对滴虫性阴道炎阳性预测值为 100%，阴性预测值为 97.1%。

（刘米华）

第六章

精液检验

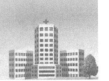

男科学是近年发展起来的一门新兴学科，是现代医学的重要组成部分。而精液检验是判断男性生育能力的重要手段，也是男科学的重要内容。本章要点是：

精液标本的采集及注意事项。

精液理学检验的内容及其临床意义。

精液显微镜检验的内容及其临床意义。

精液检验的质量控制与临床应用。

精液主要由精子和精浆组成。精浆是多个腺体和组织分泌的混合液体，其中水分约占90%，还有少量的上皮细胞、白细胞和未成熟的生精细胞等。精液中化学成分非常复杂，主要含有蛋10-1、酶类、微量元素以柠檬酸及多种激素等。精浆的主要组成成分及作用见表6-1。

表6-1 精浆的主要组成成分及作用

组成	含量（%）	性状	成分	作用
精囊液	50~80	胶冻样	蛋白质、果糖、凝固酶	供给精子能量，使精液呈胶冻状
前列腺液	15~30	乳白色	酸性磷酸酶、纤溶酶	纤溶酶能使精液液化
尿道球腺液	2~3	清亮		润滑和清洁尿道的作用
尿道旁腺液	2~3	清亮		润滑和清洁尿道的作用

精液检验的主要目的：①评价男性生育功能，用于不育症的诊断和疗效观察。②为精子库或人工授精筛选优质精子。③辅助诊断男性生殖系统疾病，如淋病、肿瘤、结核、先天性性腺发育不全等。④婚前检查。⑤法医学鉴定。⑥计划生育，如输精管结扎术后的效果观察，术后6周后精液内应无精子存在。

第一节 标本采集与处理

一、精液标本采集

1. 标本采集的时机　标本采集的时间要求：应禁欲2~7天。

2. 标本采集的方法　精液标本采集与检验结果关系十分密切，精液标本采集方法与评价见表6-2。

表 6-2　精液标本采集方法与评价

方法	评价
手淫法	精液常规检验的标准采集方法,其优点是可采集到完整的精液,送检及时,精子功能受到外界温度的影响较小,不足之处是部分病人不能采集到精液
安全套法	方法易行,但必须使用专用安全套。普通乳胶安全套内含有对精子有害物质,可杀灭精子
电按摩法	通过高频振荡刺激阴茎头部使精液排出,其刺激性较强。只有手淫法不能采集到精液时采用
性交中断法	可能丢失精子浓度最高的初始精液,一般不采用本法

3. 标本采集的注意事项

（1）标本采集前应向患者解释标本采集的方法及注意事项,嘱咐患者禁欲（包括无遗精和手淫等）2~7天。

（2）选用干净、大小适宜的塑料杯或玻璃杯。

（3）采用手淫法,不提倡性交中断法、电按摩排精法和安全套法。

（4）采集细菌培养的标本必须无菌操作。

（5）标本采集后应记录禁欲时间、标本采集时间、标本采集是否完整,并立即送检（不能超过1小时）。冬季还需要将标本置于 20~37℃ 保温送检。

（6）如果标本不完整,尤其是富含精子的初始部分精液丢失,要在检测报告中注明,并且在禁欲后 2~7 天重新采集标本检测。

二、精液标本处理

精液内可能含有危险的传染性病原体,如 HBV、HIV 和疱疹病毒等,故精液需要按潜在生物危害物质进行处理。检查完毕后应焚烧标本,或浸入 0.1% 过氧乙酸 12 小时,或 5% 甲酚皂溶液中 24 小时后再处理。

（崔冬冬）

第二节　理学检验

一、量

1. 检测原理　待精液完全液化后使用普通采样容器（采样时可用有刻度的尖底离心管）测定其量。也可将精液标本直接采集到改良的广口带刻度玻璃量杯中,直接从刻度上读出精液量（精确到 0.1 mL）。

2. 质量控制　不能将精液标本从量杯中吸到移液管和注射器内,或倒入量筒中进行测量,以免造成精液丢失。

3. 参考区间　1.5~6 毫升/次。

4. 临床意义　一定量的精液是保证精子活动的介质,并可中和阴道的酸性物质,保护精子的生命力,以利于精子通过子宫颈口。精液过少可造成精子活动空间减小和能量供应不足,精液过多时精子可被稀释而相对减少,均不利于生育。精液量的变化与评价见表 6-3。

表6-3　精液量的变化与评价

精液量变化	评价
精液减少	数天未射精，精液量少于1.5 mL。精液减少可见于射精管阻塞或先天性双侧输精管缺如，以及精囊腺发育不全；也可见于采集时部分精液丢失、不完全性逆行性射精或雄激素缺乏等
无精液症	精液量减少到数滴甚至排不出时，见于生殖系统的特异性感染，如淋病、结核及非特异性炎症等
精液过多	1次排精量超过6 mL，多由于垂体性腺激素过高，产生大量雄性激素所致，亦可见于禁欲时间过长者

二、颜色与透明度

1. 参考区间　①刚射出的精液为灰白色或乳白色，久未射精者的精液可略带淡黄色。②精液自行液化后呈半透明稍有浑浊。

2. 临床意义　精液的颜色可受药物或黄疸的影响，如黄疸患者和服用维生素的患者精液可呈黄色；当精子浓度极低时精液的透明度高。鲜红或暗红色并伴有红细胞者为血精，见于生殖系统的炎症、结核、肿瘤或结石等；黄色或棕色脓性精液，见于前列腺炎或精囊炎等。

三、液化与液化时间

正常人刚排出的精液在凝固酶作用下立即凝固呈稠厚的胶冻状，在蛋白水解酶（如纤溶酶）的作用下逐渐发生液化。精液液化时间是指新排出的精液由胶冻状转变为流动状液体的时间。

1. 检测原理　精液液化时间检查一般用吸管法，即对刚离体的精液立即观察其是否凝固，刚排出的精液因稠厚，一般难以吸入吸管。将标本放置于37℃环境下，每5分钟观察1次，直至液化，记录完全液化时间。

2. 参考区间　≤15分钟完全液化（室温），极少超过60分钟。

3. 临床意义　精液液化时间超过60分钟称为精液液化延迟。前列腺炎时，因缺乏纤溶酶，可使液化延缓或不液化。精液部分液化或不液化可抑制精子的活动，从而影响生育力。

四、黏稠度

精液黏稠度是指精液完全液化后的黏度。

1. 检测原理　①直接玻棒法：将玻璃棒插入精液标本，提棒时可拉起黏液丝。精液黏稠度分为3级，其评价见表6-4。②滴管法：用Pasteur滴管吸入液化精液，然后让精液依靠重力滴落，并观察其拉丝长度。

表6-4　直接玻棒法精液黏稠度的分级与评价

分级	评价
Ⅰ级	30分钟精液基本液化，玻璃棒提拉精液呈丝状黏稠丝
Ⅱ级	60分钟精液不液化，玻璃棒提拉可见粗大黏稠丝，涂片有较明显黏稠感
Ⅲ级	24小时精液不液化，难以用玻璃棒提拉起精液，黏稠性很高，涂片困难

2. 方法学评价　常用的直接玻璃棒法和滴管法操作简便，适合临床应用。

3. 参考区间　拉丝长度<2 cm，呈水样，形成不连续小滴。

4. 临床意义　①黏稠度减低：即新排出的精液呈米汤样，可见于先天性无精囊腺、精子浓度太低或无精子症。②黏稠度增加：多与附属腺功能异常有关，如附睾炎、前列腺炎，且常伴有精液不液化，可引起精子活力降低而影响生殖能力。另外，精液黏稠度增加可干扰精子计数、精子活力和精子表面抗体的测定。

五、酸碱度

1. 检测原理　待精液液化后，用精密 pH 试纸测定其酸碱度（pH）。

2. 参考区间　7.2~8.0。

3. 临床意义　精液 pH 增加（峰值可达 pH 8.4）时可见精子活力增加，当 pH 大于 8.4 时，精子活力又下降。精液放置稍久后 pH 易减小，故应在采集标本后 30 分钟~1 小时内完成检测。pH 小于 7.0 伴有精子数量减少，可能是射精管阻塞或先天性双侧输精管缺如，以及精囊腺发育不全所致。

（崔冬冬）

第三节　显微镜检验

待精液液化后，取混匀精液标本 1 滴（约 10 μL）于洁净载玻片上，加上标准盖玻片（22 mm×22 mm），以低倍镜观察有无精子以及精子的活动情况。如果未见到精子，将标本离心（>3 000 g）15 分钟后取沉淀物检验，如 2 次全片均未见精子，则称为无精子症，此时可不再进行其他项目的检验。

一、精子凝集

精子凝集是特指活动的精子以头对头、尾对尾或其他混合方式相互黏附在一起的现象。这些精子常呈旺盛的摇动式运动，但有时也因黏附而使精子运动受限。WHO 精子凝集分级与评价见表 6-5。而不活动精子之间、活动精子与黏液丝、非精子细胞或细胞碎片之间黏附在一起的现象称为非特异性聚集。

表 6-5　WHO 精子凝集分级与评价

分级	特点
1 级	零散凝集，每个凝集少于 10 个精子，有很多自由活动的精子
2 级	中等凝集，每个凝集有 10~50 个精子，存在自由活动的精子
3 级	大量凝集，每个凝集大于 50 个精子，仍有一些自由活动的精子
4 级	全部凝集，所有精子发生凝集，数个凝集又粘连在一起

1. 参考区间　无凝集。

2. 临床意义　精子凝集虽然不能作为免疫因素引起不孕的充分证据，但可提示抗精子抗体的存在。严重的凝集可影响精子活力和数量的检测。

二、精子活动率、存活率和活力

（一）精子活动率与存活率

精子活动率是指活动的精子占精子总数的百分率。精子存活率亦称为精子活率，是指活精子占精子总数的百分率。

【检测原理】

1. 精子活动率 一般采用湿片法。即取液化后混匀的精液1滴于载玻片上，加盖玻片后在高倍镜下观察100个精子，计数活动的精子所占比例，即精子活动率。

2. 精子存活率 当精子活动率低于50%时，应检查精子存活率。采用精子体外染色法，即用染料对精子进行染色。死亡精子的细胞膜破损，失去屏障功能，易于着色，活精子则不容易着色，从而判断精子的存活率。取液化混匀的精液1滴于载玻片上，加等量的染液（伊红Y、台盼蓝等），混匀，放置片刻，推成薄涂片，在高倍镜下观察计数200个精子中不着色精子所占的比例即为精子存活率。

3. 方法学评价 精子活动率与存活率检测的方法学评价见表6-6。

表6-6 精子活动率与存活率检测的方法学评价

方法	评价
湿片法	快速、简便、易操作，但主观性较大，且影响因素多，结果误差较大，重复性也较差
体外染色法	操作稍复杂、费时，但能较客观反映精子的存活状况，结果准确可靠、重复性好，且试剂简单易配制与保存

4. 参考区间 ①精子活动率：在排精60分钟内为80%~90%。②精子存活率大于58%（伊红染色法）。

5. 临床意义

（1）精子活动率减低：当精子活动率低于70%时，则生育力下降，如低于40%可导致不育。精子活动率下降的原因有：①精索静脉曲张。②生殖系统感染，如淋病、梅毒等。③物理因素，如高温环境（热水浴）、放射线因素等。④化学因素，如某些药物（抗代谢药、抗疟药、雌激素）、乙醇等。⑤免疫因素，如存在抗精子抗体等。

（2）精子存活率降低：精子存活率降低是男性不育症的重要原因之一。死亡精子数超过50%，即可诊断为死精症，可能与附属性腺炎症和附睾炎有关。

（二）精子活力

精子活力是指精子向前运动的能力，是一项直接反映精子质量的指标。WHO将精子活力分为3级见表6-7，即前向运动（PR）、非前向运动（NP）和无运动（IM）。

表6-7 WHO精子活力分级与评价

分级	评价
前向运动	精子运动积极，表现为主动地呈直线或大圈运动，不管其速度如何
非前向运动	精子所有的运动方式都缺乏活跃性，如小圈的泳动，鞭毛力量难以推动头部，或只有鞭毛的抖动
无运动	精子没有运动

1. 检测原理

（1）显微镜检查法：取液化后混匀的精液1滴于载玻片上，盖上盖玻片，在高倍镜下观察5~10个视野，计数200个精子，进行活动分级并用百分率表示。

（2）连续摄影法：取液化的精液直接充入血细胞计数板内，在显微镜200倍视野下，调节精子浓度，使每视野有10~15个活精子，然后进行显微摄影。在同一张胶片上对同一视野的精子进行6次曝光摄影，曝光时间一般为1秒/次，可以得到活动精子形成的运动轨迹。此方法虽然较复杂，但能客观地计算精子活动率和运动速度。

（3）精子质量分析仪：精子质量分析仪（SQA）利用光束通过少量的精液标本，检测精子运动所引起光密度的变化，通过光电数字转换器转换成精子活动指数（SMI），光密度变化越大，则 SMI 越高，说明精液质量越好。

2. 方法学评价　精子活力检测的方法学评价见表6-8。

表6-8　精子活力检测的方法学评价

方法	评价
显微镜检查法	操作简便，但主观性较强，且受许多因素影响
连续摄影法	需要高精度的实验设备，不便于开展普及
精子质量分析仪法	简单、快捷、易操作、重复性好，是一种较理想的精子质量检验方法

3. 质量控制　①精子活力的检测应尽量在精液液化后30分钟内完成，由于脱水、pH 和环境温度的改变均会影响精子活力。因此，无论如何也必须保证在精液液化后1小时之内完成检测。②精子活力依赖于环境温度，包括显微镜镜台和其他操作器材等表面的温度，故应尽可能在37℃的环境下检测精子活力。

4. 参考区间　总活力（PR+NP）≥40%，前向运动（PR）≥32%。

5. 临床意义　精子活力低下常见于：①精索静脉曲张、静脉血回流不畅，睾丸组织缺氧等。②生殖系统非特异性感染、使用某些药物（抗代谢药、抗疟药、雌激素、氮氮芥等）。

三、精子计数

精子计数的报告方式有2种，一种是指计数单位体积内的精子数量，即精子浓度。另一种是精子总数（即单次排出的精子的绝对数量），以精子浓度乘以本次的精液量，即得到1次射精的精子总数。

（一）检测原理

1. 显微镜计数法

（1）血细胞计数板法计数精子的传统方法，一般需对标本进行适当的稀释，计数速度较慢，且不能同时观察精子活动率和活动度、速度和运动轨迹等。

（2）Makler 精子计数板法：Makler 精子计数板是专门用于精液检验的计数板，其计数室深为 10 μm，恰好覆盖1层精子而不影响精子的自由运动，1次就可分析精子浓度、活动率和活力等参数。此外，如果在相差显微镜或暗视野显微镜下配以显微照相，还可以拍摄精子的运动轨迹，并可从照片上根据精子的运动轨迹分析其运动方式和运动速度。

2. 计算机辅助精液分析　采用计算机分析技术对精子的形态、运动图像进行动态分析。

（二）方法学评价

精子计数的方法学评价见表6-9。

表6-9　精子计数的方法学评价

方法	评价
血细胞计数板法	计数速度较慢，误差较大，且不能同时观察多项参数等
Makler 精子计数板法	操作流程复杂，但1次可分析多项参数，也可以拍摄精子的运动轨迹，并可根据精子的运动轨迹分析其运动方式和运动速度
计算机辅助精液分析	操作简便，快速，具有客观、准确和定量分析的特点。但易受到精液中细胞成分和非精子颗粒物质的影响

（三）参考区间

精子计数 $\geq 15 \times 10^9$/L；精子总数 $\geq 39 \times 10^6$/每次射精。

（四）临床意义

精子计数持续小于 20×10^9/L 时为少精症；精液多次检查无精子时为无精症（连续检查 3 次，离心后沉淀物中仍无精子）。常见于：①男性结扎术后：一般在结扎术后第 6 周开始检查，每周 1~2 次，连续检查 3 次无精子，则表明手术成功。②睾丸病变：如精索静脉曲张；睾丸畸形、炎症、结核、淋病、肿瘤及隐睾等。③输精管疾病：如输精管阻塞、输精管先天性缺如和免疫性不育（睾丸创伤和感染使睾丸屏障的完整性受到破坏，产生抗精子抗体所致）。④其他：逆行射精、有害金属或放射性损害、环境因素、老年人、应用抗癌药物等。

四、精子形态

正常精子外形似蝌蚪状，分头、体、尾三部分。①头部：长 4.0~5.0 μm，宽 2.5~3.0 μm，正面呈卵圆形，侧面呈扁平梨形。②体部：轮廓直而规则，与头部纵轴成一直线，长 5~7 μm，宽约 1 μm。③尾部：细长，外观规则而不卷曲，一般长 50~60 μm。

精子形态异常包括头部异常、体部异常、尾部异常和其他异常等。精子形态异常与评价见表 6-10。

表 6-10　精子形态异常与评价

异常	评价
头部异常	有大头、小头、双头、锥形头、无定形头、空泡样头、无顶体头等
体部异常	有体部膨胀、不规则、弯曲中段、异常薄中段等
尾部异常	常见有无尾、短尾、断尾、长尾、双尾、卷尾、发卡形尾等
其他异常	如胞质小滴异常，通常位于中段的胞质小滴大于正常精子头部的一半，精子头、体、尾均有或其中两者有不同程度的异常

（一）检测原理

1. 湿片法　精子计数后，采用高倍镜或相差显微镜（600×）直接检查精子形态。

2. 染色法　将液化精液制备成薄涂片，经干燥、固定后染色（如 H-E、Giemsa、改良 Papanicolaou、Bryan-Leishman 和 Shorr 染色等），在油镜下观察计数 200 个精子，报告形态正常和异常精子的百分率。

现已有预先固定染料的商品化载玻片，在载玻片上直接滴加 5~10 μL 液化精液，加盖玻片，数分钟后精子着色，可以清楚地显示精子形态。

（二）方法学评价

1. 湿片法　操作简便、快速，但要求检验人员经验丰富，否则会因错误识别致使结果偏差较大，故不推荐采用。

2. 染色法　本法为 WHO 推荐的方法。操作相对复杂、费时，但染色后精子结构清楚，易于辨认，结果准确可靠，重复性好。

（三）质量控制

具体为：①当精子有多种缺陷同时存在时，此时只需记录 1 种，应先记录头部缺陷，其次为尾部缺陷。②计数脱落或游离的精子头作为异常形态，但不计数游离尾（避免重复）。③卷尾与精子衰老有关，但高卷尾率与低渗透压有关。

（四）参考区间

正常形态精子≥4%。

（五）临床意义

畸形精子增多见于感染、外伤、高温、放射线、乙醇中毒、药物、工业废物、环境污染、激素失调或遗传因素导致睾丸异常、精索静脉曲张等。若正常形态精子低于15%，其体外受精（IVF）率降低。

五、细胞

（一）生精细胞

生精细胞即未成熟的男性生殖细胞，包括精原细胞、初级精母细胞、次级精母细胞和精子细胞。这些细胞的胞体相对较大，不具有尾部，有时易与中性粒细胞相混淆，可采用过氧化物酶染色法来进行鉴别，生精细胞为阴性，而中性粒细胞则为阳性。生精细胞的形态学特点（表6-11，图6-1）。

表6-11　生精细胞的形态学特点

生精细胞	形态学特点
精原细胞	胞体圆形，直径约为 12 μm；胞核居中，直径约为 6~7 μm，染色质细颗粒状，核膜处有1~2个核仁
初级精母细胞	精原细胞分裂产生而来，一般胞体较大，胞核直径8~9 μm，大多呈球形
次级精母细胞	由初级精母细胞分裂而来，其染色体数量只有初级精母细胞内的一半。胞体较小，圆形，约12 μm，染色质细致网状，染色较浅
精子细胞	细胞形态多样，大小不等，其体积较次级精母细胞小。胞核较小，直径4~5 μm，呈球形或精子头的雏形，着色较深。精子细胞经过一系列的形态变化后形成精子

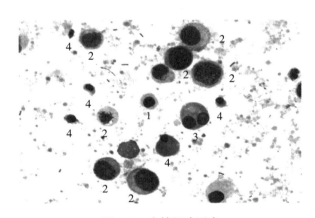

图6-1　生精细胞形态

（Wright-Giemsa 复合染色，×1 000）

1. 精原细胞；2. 初级精母细胞；3. 次级精母细胞；4. 精子细胞

1. 参考区间　<1%。

2. 临床意义　动态观察精液生精细胞的变化，可以作为男性不育症疗效观察和判断预后的指标。当睾丸曲细精管生精功能受到药物、其他因素的影响或伤害时，精液中可出现较多的病理幼稚型细胞。

（二）其他细胞

精液中可见到少量的白细胞和上皮细胞，偶见红细胞。白细胞大于 5 个/HPF 时为异常，当白细胞计数大于 $1 \times 10^9/L$（邻甲苯胺过氧化物酶法），称为脓精症或白细胞精子症，常见于前列腺炎、精囊炎和附睾炎等。

白细胞通过直接吞噬作用或释放和分泌细胞因子、蛋白酶以及自由基等破坏精子，引起精子的活动率和活力降低，导致男性不育。红细胞增多常见于睾丸肿瘤、前列腺癌等，此时精液中还可出现肿瘤细胞。

六、精子低渗膨胀试验

精子低渗膨胀试验（HOST）是通过观察精子在低渗溶液中的变化，以检测精子膜的完整性。

1. 检测原理　精子在低渗溶液中，由于渗透压的变化，水分子通过精子的细胞膜而进入精子，以达到内外渗透压平衡，由于精子尾部的膜相对薄而疏松，故在尾部可出现不同程度的膨胀现象（图 6-2），可用相差显微镜或普通显微镜观察，计数各种膨胀精子的百分率。

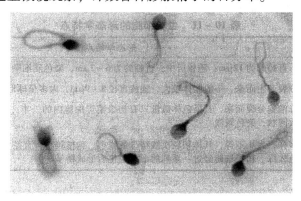

图 6-2　精子尾部膨胀试验图

2. 方法学评价　本试验简便、快速，且与其他精子功能试验有很好的相关性，为临床上较为理想的精子功能测定方法。

3. 参考区间　≥58%。

4. 临床意义　精子低渗膨胀试验可作为精子膜功能及完整性的评估指标，可预测精子潜在的受精能力。精子尾部膨胀现象是精子膜功能正常表现，不育症男性的精子低渗膨胀试验膨胀率明显降低。

（崔冬冬）

第四节　化学与免疫学检验

一、精浆果糖

（一）检测原理

1. 间苯二酚法　精浆果糖在沸水浴、强酸性环境下，可与间苯二酚发生反应，生成棕红色化合物，其颜色的深浅与果糖浓度成正比。

2. 吲哚比色法　果糖与溶于浓盐酸的吲哚试剂作用，产生黄色化合物，其颜色深浅与果糖浓度成正比。本法为 WHO 推荐的方法。

（二）参考区间

参考区间：①间苯二酚法，9.11~17.67 mmol/L。②吲哚比色法≥13 mmol/次。

（三）临床意义

精浆果糖测定是诊断男性不育症、评价精囊腺功能和睾丸内分泌功能的指标之一。果糖降低见于精囊炎和雄性激素分泌不足。果糖缺如可见于先天性精囊腺缺如、输精管发育不良、逆行射精等。而单纯性输精管阻塞性无精症的果糖含量正常。

二、精浆乳酸脱氢酶同工酶 X

（一）检测原理

1. 聚丙烯酰胺凝胶电泳法　乳酸脱氢酶（LDH）同工酶 X（LDH-X）的电泳位置在 LDH3-LDH4 之间，用聚丙烯酰胺凝胶电泳将 LDH 同工酶进行分离，然后再进行染色和扫描分析，得出 LDH-X 与总 LDH 的比值。

2. 2-酮基乙酸法　2-酮基乙酸是 LDH-X 的特异性底物，可测定出 LDH-X 活性，再用丙酮酸为总 LDH 底物，测定出总 LDH 活性，即可求出 LDH-X 的相对比值和绝对值。

（二）参考区间

LDH-X 相对活性≥42.6%。

（三）临床意义

LDH-X 对精子生成、代谢、获能和受精过程均有重要作用，是评价睾丸生精功能的良好指标。LDH-X 活性与精子浓度，特别是活精子浓度呈良好线性关系。LDH 降低时生育力也下降。精子发生缺陷时则无 LDH-X 形成；睾丸萎缩、少精或无精子症者可致精浆 LDH-X 活性降低。

三、精浆 α-葡萄糖苷酶

（一）检测原理

在一定的条件下，α-葡萄糖苷酶可催化对苯酚-α-吡喃葡萄糖苷的水解，并释放出对硝基苯酚，其反应产物的量与 α-葡萄糖苷酶活性成正比。

（二）参考区间

（42.7±21.0）IU/L。

（三）临床意义

α-葡萄糖苷酶对鉴别输精管阻塞和睾丸生精障碍所致的无精子症有一定的意义。输精管阻塞时 α-葡萄糖苷酶活性显著降低，其活力也与精子浓度和活力存在正相关。

四、精浆酸性磷酸酶

（一）检测原理

在酸性条件下，酸性磷酸酶（ACP）可分解磷酸苯二钠产生磷酸和酚，酚在碱性溶液中可与4-氨基安替比林作用，经铁氰化钾氧化成红色醌类衍生物，其红色深浅与酶活力成正比。

（二）参考区间

48.8~208.6 KU/L。

（三）临床意义

精浆 ACP 活力反映前列腺的功能。前列腺癌时 ACP 活性可显著增高；前列腺炎时 ACP 活性可降低。

五、精子顶体酶

（一）检测原理

在 25℃ pH 8.7 条件下，顶体酶将苯甲酰精氨酸乙酯（BAEE）水解产生乙醇，乙醇在乙醇脱氢酶（ADH）的催化下，将辅酶 I（NAD+）还原为还原性辅酶 I（NADH），根据 NADH 吸光度值的变化而得出顶体酶的活性。

（二）参考区间

（36.72±21.43）U/L。

（三）临床意义

精子顶体酶活性测定可作为精子受精能力和诊断男性不育症的参考指标，对于精子的运动和受精过程都是不可缺少的。

1. 原子吸收光谱法　锌经雾化喷入火焰，发生热解离，使元素变成原子态，此时电子排列稳定处于基态。由于发射锌元素特征谱线的光波（213.9 nm）通过火焰时，光的能量即被吸收，而一定条件下所吸收的能量大小与元素浓度成正比。

2. 化学比色法　在碱性条件下，锌与 1-（2-吡啶偶氮）-2-萘酚反应，产生可溶于有机溶剂的有色复合物，在特定波长下测定其光密度，据此可计算出精浆锌的含量。

（四）参考区间

参考区间：①原子吸收法，（2.12±0.95）mmol/L。②化学比色法，（1.259±0.313）mmol/L。

（五）临床意义

精浆锌浓度减低可引起生育力下降、生殖器官发育不良等，最终导致睾丸萎缩、少精、弱精或死精。青春期缺锌则可影响男性生殖器官和第二性征的发育。

六、抗精子抗体

抗精子抗体（AsAb）有 IgG、IgA、IgM、IgE 四种类型，可存在于血清、精浆、宫颈黏液或精子的表面。血清中以 IgG、IgM 为主，而精浆中以 IgA、IgG 为主。IgM-AsAb 是识别近期免疫应答的一个指标；IgE-AsAb 只参与变态反应，与免疫不孕、流产无关。

（一）检测原理

目前常用的方法有 ELISA、精子凝集试验（SAT）、精子制动试验（SIT）、免疫珠试验（IBT）、混合抗人球蛋白试验（MAR）等。其检测原理见表 6-12。

表 6-12　抗精子抗体的检测原理

方法	检测原理
ELISA	将精子抗原包被到固相载体表面，标本中的 AsAb 可与其结合，AsAb 再与加入的抗人 IgG 酶结合物起反应，形成抗原-抗体-二抗酶结合物免疫复合物，最终在酶底物作用下而显色
SAT	血清、生殖系统分泌物中存在的 AsAb 与精子膜固有抗原结合后，可使精子出现凝集现象。如试管-玻片法是在高倍镜下观察 10 个视野有 6 个以上视野无凝集者为阴性
SIT	依赖抗体的补体介导的细胞毒反应，AsAb 与精子表面抗原相互作用后激活补体，使精子顶体破坏，中段细胞膜通透性及完整性受损，导致精子失去活力
IBT	当精子表面存在 AsAb 时，可吸附于抗人 IgG、IgA 或 IgM 免疫珠上，利用精子与抗人球蛋白免疫珠结合形成可动的混合凝集团而检测精子表面 AsAb
MAR	将新鲜精液标本与包被人 IgG 的胶乳颗粒混合，再向混合液中加入抗人 IgG 血清，如果精子表面附着有 AsAb，可形成活动的精子与乳胶颗粒的混合凝集物

（二）方法学评价

抗精子抗体检测的方法学评价见表 6-13。

表 6-13　抗精子抗体检测的方法学评价

方法	评价
ELISA	灵敏度高，特异性强。目前国内使用最多的 AsAb 测定方法
SAT	仅为是否存在 AsAb 的筛检试验，是检测 AsAb 最经典的方法
SIT	可用于检验 IgG-AsAb 和 IgM-AsAb，结果可靠，特异性强
IBT	WHO 推荐用于精子抗体检测的方法，但国内应用较少
MAR	WHO 推荐用于精子抗体检测的首选方法，但国内应用较少

（三）参考区间

阴性。

（四）临床意义

正常情况下，由于血-睾屏障的存在，精子抗原与机体的免疫系统相互隔离，因而不会发生免疫反应。正常女性生殖道与精子接触后，由于精浆中存在的免疫抑制物质吸附于精子表面，致使精子不会被免疫活性细胞识别，所以虽有少量精子经阴道黏膜、子宫内膜等部位被吸收、降解，但也不会产生免疫反应。但是当生殖系统炎症、阻塞、外伤等原因将免疫系统平衡打破时，即可导致自身或同种 AsAb 的产生。AsAb 是免疫性不育的主要因素，其在男性和女性患者体内都可出现。①AsAb 是某些免疫性不育患者的辅助诊断指标和疗效观察指标。②AsAb 是病情监测和预后判断的指标。疗效差、预后不佳与抗精子抗体滴度高、持续时间长有密切相关。

（郭胜男）

第五节　计算机辅助精液分析

精液分析是判断和评估男性生育能力最基本和最重要的检验方法。精子浓度、精子活力、精子活动率、精子存活率的综合分析是了解和评估男性生育能力的依据。为了能客观评价精子活动及其运动特征，先后有浊度分析法、激光散射测量仪以及显微摄像技术等技术与方法问世。计算机辅助精液分析（CASA）是将计算机技术和图像处理技术相结合发展起来的一项最新的精液分析技术。

一、检测原理

将精液标本通过显微镜放大后，经过图像采集系统采集到精子的动静态图像输入计算机，根据设定的精子大小和灰度、精子运动时的移位及精子运动的有关参数，对采集到的图像进行动态分析处理并得出结果。

CASA 可对精子浓度、活力、活动率和运动轨迹的特征等几十项检验项目进行自动化定性定量的检测分析，特别是在分析精子运动能力方面显示了独特的优越性。CASA 的主要参数及其含义见表6-14。

表6-14　CASA 主要参数及其含义

参数	含义
曲线速度（VCL）	也称轨迹速度，指精子头部实际运动轨迹的平均速度
直线速度（VSL）	也称前向运动速度，指精子检测时起始位到终点位之间直线距离的平均速度
平均路径速度（VAP）	精子头沿其空间平均轨迹的速度。是根据精子运动的实际轨迹平均后计算出来的，各仪器之间稍有不同
直线性（LIN）	指曲线轨迹的直线分离度，计算公式为 VSL/VCL
前向性（STR）	指精子运动平均路径的直线分离度，计算公式为 VSL/VAP
摆动性（WOB）	精子头沿其实际运动轨迹的空间平均路径摆动的尺度，计算公式为 VAP/VCL
鞭打频率（BCF）	也称摆动频率，指精子头部超越过其平均路径的频率
精子头侧摆幅度（ALH）	精子头实际运动轨迹对平均路径的侧摆幅度，可以是最大值，也可以是平均值，不同仪器间计算方法有所差异
平均移动角度（MAD）	精子头部沿其运动轨迹瞬间转折角度的时间平均值

二、方法学评价

①传统的精液常规分析费时且主观性大，检测结果的客观性和可靠性难以保证，特别是精子运动能力的判断缺少严格的量化指标。②利用 Makler 精子计数板进行精子运动轨迹图像分析、计算精子的平均直线运动速度，操作流程繁琐。③CASA 相对手工方法而言有优点，也有缺点，其优点和缺点见表6-15。

表6-15　CASA 的优点和缺点

项目	评价
优点	①精子运动的指标多、客观、准确
	②可以提供精子动力学的量化数据
	③操作简便、快速、可捕捉的信息量大，可以自动化等
缺点	①CASA 设备昂贵
	②CASA 根据人为设定的大小和灰度来识别精子，准确性受精液细胞成分和非细胞颗粒的影响
	③CASA 系统还缺乏统一的国际标准，不同厂家和型号的 CASA 分析结果缺乏可比性

目前，WHO 仍推荐使用显微镜直接检测精子的浓度、精子的活动率和活力，精液分析的自动化是今后发展的趋势和方向。随着 CASA 硬件系统和软件系统的不断更新与改进，系统设置的标准化不断完善，其应用前景广阔，并将逐步替代人工精液检验手段。

（郭胜男）

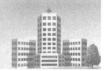

第七章 前列腺液检验

第一节 标本采集与处理

前列腺液一般由临床医师按摩前列腺采集，前列腺液流出后，弃去第1滴前列腺液后，根据标本量的多少，可直接涂于载玻片上或采集于洁净的试管内，立即送检，如作细菌培养必须无菌采集标本。若采集标本失败，可检验按摩前列腺后的尿液。如果一次按摩失败或检验结果为阴性，而又确有临床指征者，可于3~5天后重新采集复检。

（张 婷）

第二节 理学检验

一、量

正常情况下，前列腺液的每天分泌量约数滴至2 mL不等，分泌量过多常由于前列腺慢性充血引起，可见于过度兴奋。前列腺炎时，前列腺液显著减少。若多次按摩无前列腺液排出，提示前列腺分泌功能严重不足，常见于前列腺的炎性纤维化和某些性功能低下者。

二、颜色和黏稠度

正常前列腺液呈乳白色、稀薄、有光泽。黄色、浑浊、脓性黏稠者提示前列腺炎。红色为出血征象，见于精囊炎、前列腺炎、前列腺结核及肿瘤，也可由按摩过度引起。

三、酸碱度

正常前列腺液呈弱酸性，pH 6.3~6.5，50岁以后略增高。若混入较多精囊液，pH可增高。

（张 婷）

第三节　显微镜检验

一、检测原理

一般采用非染色直接涂片进行湿片检验，也可采用 Wright 染色、Papaniculaou 染色、H-E 染色后，进行细胞学形态检验，或革兰染色、抗酸染色查找病原微生物。

二、方法学评价

前列腺液显微镜检验的方法学评价见表7-1。

表7-1　前列腺液显微镜检验的方法学评价

方法	评价
非染色湿片法	操作简便，快速，临床常用。湿片直接显微镜检查中以细胞和磷脂酰胆碱小体的价值最大
涂片染色法	可清晰辨认细胞结构，适用于检查炎症细胞、癌细胞。当直接显微镜检查发现畸形、巨大的细胞或疑似肿瘤细胞时，应做 Papaniculaoau 染色、H-E 染色，有助于前列腺肿瘤和前列腺炎的鉴别
直接涂片抗酸染色或革兰染色法	对前列腺结核及 STD 的诊断有较高的应用价值

三、参考区间

前列腺液显微镜检验的参考区间见表7-2。

四、临床意义

前列腺液常见的有形成分形态特点及临床意义见表7-2。

表7-2　前列腺液常见的有形成分形态特点、参考区间及临床意义

有形成分	形态特点	参考区间	临床意义
磷脂酰胆碱小体	圆形或卵圆形、大小不均，似血小板但略大，折光性强；炎症时可成族分布，重者可见跳跃的微小颗粒浸润，甚至可释放形成空泡	量多，满视野，均匀散在分布	前列腺炎时，分布不均，数量减少甚至消失
淀粉样小体	体积大，约为白细胞的10倍，圆形或卵圆形、形似淀粉颗粒、微黄色或褐色同心圆线、纹层状结构	一般随年随年龄增加而增多	一般无临床意义
红细胞	圆盘状、草黄色	<5 个/HPF	增多见于前列腺炎，前列腺结核、结石或肿瘤
白细胞	圆球形，可见胞核	<10 个/HPF	增多见于前列腺炎、结核
前列腺颗粒细胞	体积大，为白细胞的3~5倍，由吞噬细胞吞噬较多的磷脂酰胆碱小体而成	<1 个/HPF	增多见于老年人或前列腺炎病人的前列腺液
病原微生物	特殊染色后的特有特点，如抗酸杆菌、革兰阴性双球无菌、支原体等	无	相应微生物引起的感染
精子	外形似蝌蚪状	偶见	一般无临床意义

（史海庆）

第八章

痰液检验

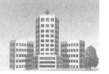

痰液是肺泡、支气管和气管的分泌物。痰液检查对某些呼吸系统疾病如肺结核、肺吸虫、肺肿瘤、支气管哮喘、支气管扩张及慢性支气管炎等的诊断、疗效观察和预后判断有一定价值。

第一节　标本采集与处理

痰液标本收集法因检验目的不同而异，但所用容器须加盖，痰液勿污染容器外（用不吸水容器盛留）。

1. 痰液的一般检查　应收集新鲜痰，患者起床后刷牙，漱口（用3%H_2O_2及清水漱3次），用力咳出气管深处真正呼吸道分泌物，而勿混入唾液及鼻咽分泌物。

2. 细胞学检查　用上午9：00~10：00点深咳的痰液及时送检（清晨第一口痰在呼吸道停留时久，细胞变性结构不清），应尽量送含血的病理性痰液。

3. 浓缩法找抗酸杆菌　应留24小时痰（量不少于5 mL），细菌检验应避免口腔、鼻咽分泌物污染。

4. 幼儿痰液收集困难时，可用消毒棉拭子刺激喉部引起咳嗽反射，用棉拭子采取标本。

5. 观察每日痰排出量和分层时，须将痰放入广口瓶内。

6. 检验完毕后的标本及容器应煮沸30~40分钟消毒，痰纸盒可烧毁，不能煮沸的容器可用5%苯酚或2%来苏尔溶液消毒后才能用水冲洗。

（史海庆）

第二节　检查方法

一、一般性状检查

1. 痰量　正常人无痰或仅有少量泡沫痰。患呼吸系统疾病时，痰量可增多，超过50~100 mL。大量增加见于支气管扩张、肺结核、肺内有慢性炎症、肺空洞性病变。肺脓肿或脓胸的支气管溃破时，痰液呈脓性改变。

2. 颜色　有白色、黄色、铁锈色、绿色、黑色等。

3. 性状　黏液性、黏液脓性、脓性、浆液性、血性痰、泡沫痰等。

4. 血液　记录血丝、血块、血痰混合（注意颜色鲜红或暗红）。

5. 有无异常物质　将痰置于培养皿内，衬以黑色背景，用两只竹签挑动，使其展开成薄层后，观察有无支气管管型、库什曼（Curschmann）螺旋体、栓子、肺结石、肺组织坏死的碎片或干酪块等。

6. 临床意义　通常呈无色或灰白色。化脓感染时，可呈黄绿色；明显绿色见于绿脓杆菌感染；大叶性肺炎时可呈铁锈色；阿米巴肺脓肿时呈咖啡色；呼吸系统有病变时痰可呈黏液性、浆液性、脓性、黏液脓性、浆液脓性、血性等。

二、显微镜检查

选择脓样、干酪样或带脓样血液部分，取 1 小块置玻片上，直接与生理盐水混合，涂成薄片，加盖片后轻压之，用低倍镜及高倍镜检查。注意有无红细胞、白细胞、上皮细胞、弹力纤维、库什曼螺旋体、夏科-雷登结晶、胆红素结晶、硫黄样颗粒（放线菌块）、真菌孢子、心力衰竭细胞、载炭细胞、癌细胞等。

三、寄生虫检查

痰中可能查见肺吸虫卵、溶组织内阿米巴滋养体、棘球蚴的原头蚴、粪类圆线虫幼虫、蛔蚴、钩蚴、尘螨等；卡氏肺孢子虫的包囊也可出现于痰中，但检出率很低。

1. 肺吸虫卵检查　可先用直接涂片法检查，如为阴性，改为浓集法集卵，以提高检出率。

直接涂片法：在洁净载玻片上先加 1~2 滴生理盐水，挑取痰液少许。最好选带铁锈色的痰，涂成痰膜，加盖片镜检。如未发现肺吸虫卵，但见有夏科-雷登结晶，提示可能是肺吸虫患者，多次涂片检查为阴性者，可改用浓集法。

浓集法：收集 24 小时痰液，置于玻璃杯中，加入等量 10% NaOH 溶液，用玻棒搅匀后，放入 37℃ 温箱内，数小时后痰液消化成稀液状。分装于数个离心管内，以 1 500 r/min 离心 5~10 分钟，弃去上清液，取沉渣数滴涂片检查。

2. 溶组织内阿米巴大滋养体检查　取新鲜痰液作涂片。天冷时应注意镜台上载玻片保温。高倍镜观察，如为阿米巴滋养体，可见其伸出伪足并作定向运动。

3. 其他　蠕虫幼虫及螨类等宜用浓集法检查。

四、嗜酸性粒细胞检查

取痰液做直接涂片，干燥后用瑞氏或伊红-亚甲蓝染色液染色，油镜下计数 100 个白细胞，报告嗜酸性粒细胞百分数。

五、细菌检查

取痰液涂成薄片，干燥后行革兰染色，查找肺炎链球菌、螺旋体、梭形杆菌、霉菌等；用抗酸染色找抗酸杆菌。

六、其他检查

包括分泌型 IgA、乳酸脱氢酶、唾液酸等。正常人痰中分泌型 IgA 为（2.03±0.21）g/L，在慢性支气管炎急性发作时可降低，治疗后可回升。

慢性支气管炎患者痰中乳酸脱氢酶、唾液酸比正常人高 1.5 倍或更多，治疗后明显减少，因此可反映临床疗效。

（刘冬雪）

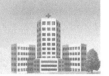

第九章 浆膜腔液检验

第一节 标本采集与处理

浆膜腔积液由临床医师进行胸膜腔穿刺术、腹膜腔穿刺术和心包膜腔穿刺术采集。采集中段液体于无菌容器送检。理学检验、细胞学检验和化学检验各采集 2 mL，厌氧菌培养采集 1 mL，结核分枝杆菌检验采集 10 mL。理学检验和细胞学检验宜采用 EDTA-K_2 抗凝，化学检验不需抗凝。还要采集 1 份不加抗凝剂的标本，用于观察积液的凝固性。由于积液极易出现凝块、细胞变形、细菌破坏和自溶等，所以采集标本后应在 30 分钟内送检。

第二节 理学检验

一、量

正常胸膜腔、腹膜腔和心包膜腔内均有少量的液体。病理情况下液体量增多，其量的多少与病变部位和病情严重程度有关，可由数毫升至上千毫升不等。

二、颜色与透明度

肉眼观察浆膜腔积液颜色，分别以淡黄色、黄色、红色、白色、绿色等描述。一般渗出液颜色随病情而改变，漏出液颜色较浅。肉眼观察透明度，以清晰透明、微浑、浑浊描述。

（一）参考区间

淡黄色，清晰透明。

（二）临床意义

1. 颜色变化 浆膜腔积液是临床常见的体征，病因复杂，在病理情况下可出现不同的颜色变化见表 9-1。

表 9-1　浆膜腔积液颜色变化的临床意义

颜色	临床意义
红色	由于出血量和出血时间的不同，积液可呈淡红色、暗红色或鲜红色，常由穿制损伤、结核、肿瘤、内脏损伤、出血性疾病等所致
白色	呈脓性或乳白色 ①脓性常见于化脓性感染时大量白细胞和细菌所致 ②乳白色见于胸导管阻塞或淋巴管阻塞时的真性乳糜积液，或积液含有大量脂肪变性细胞时的假性乳糜积液 ③有恶臭气味的脓性积液多为厌氧菌感染所致
绿色	由铜绿假单胞菌感染所致。如腹膜腔积液呈绿色可能由胆囊或肠道穿孔，胆汁混入积液所致
棕色	多由阿米巴脓肿破溃进入胸腔或腹腔所致
黑色	由曲霉菌感染引起
草黄色	多见于尿毒症引起的心包积液

2. 透明度变化　积液的透明度常与其所含的细胞、细菌的数量和蛋白质浓度等有关。渗出液因含有大量细菌、细胞而呈不同程度的浑浊，乳糜液因含有大量脂肪而浑浊。漏出液因其所含细胞、蛋白质较少，且无细菌而透明或微浑。

三、凝固性

浆膜腔积液标本（采集时不加抗凝剂）静置数分钟后，肉眼观察有无凝块及程度。

（一）参考区间

无凝块。

（二）临床意义

漏出液一般不易凝固或无凝块。渗出液由于含有较多的纤维蛋白原和细菌，细胞破坏后释放凝血活酶，可自行凝固。但如果渗出液含有纤维蛋白溶解酶时，可溶解纤维蛋白，也可不出现凝块。

不同浆膜腔积液理学变化及其临床意义见表 9-2、表 9-3、表 9-4。

表 9-2　腹膜腔积液理学性状变化的临床意义

理学性状	临床意义
浑浊	阑尾炎、腹膜炎、肠绞窄或肠扭转的腹膜炎、原发性细菌感染
绿色、胆汁包	十二指肠馈疡穿孔、肠穿孔、胆囊炎、胆囊穿孔、急性胰腺炎
乳糜状	胸导管损伤或阻塞所致的乳糜性渗液，如淋巴瘤、结核、肝硬化所致；也可为假性乳糜性渗液
血性	腹外伤，恶性、结核性积液

表 9-3　心包膜腔积液理学性状变化的临床意义

理学性状	临床意义
透明	心力衰竭、放疗后、肾衰竭
草黄色	尿毒症所致的心包积液
浑浊	感染性、恶性积液
血性	恶性积液（肺癌、乳癌等）、感染性（病毒性心肌炎、细菌性心包炎、淋巴细胞性心包炎）、心脏破裂、心肌梗死、出血性疾病等。恶性和结核性积液外观可有絮状物
乳糜性	淋巴管损伤（但大多数乳糜性积液外观不呈乳糜性）

表9-4　胸膜腔积液理学性状变化的临床意义

理学性状	临床意义
色淡、浆液性	非炎症性漏出液（心脏或恶性充血所致），卵巢肿瘤胸腹腔积液综合征（Meig综合征），蛋白异常血症性积液（如肝硬化），肾疾病，尿胸（urothorax）
浑浊	炎症性渗出液（肺炎、结核性胸膜炎、梅毒性胸膜炎）
微红色	血性浆液（ >1 mL血液/500 mL积液），见于医源性、肺梗死、出血性疾病
血性	肿瘤、肺梗死或胸部外伤
乳糜性	外伤性或自发性乳糜胸（50%以上的乳糜性积液外观不呈乳糜样），假性乳糜性积液
脓性	脓胸、结核性或非特异性细菌性脓胸
淡绿色	胆汁性胸腔积液，如肝脓肿穿孔后

（刘冬雪）

第三节　化学与免疫学检验

浆膜腔积液的化学与免疫学检验需将积液离心后取上清液进行，其检测方法与血清化学与免疫学检验方法相同，且常需要与血清中的某些成分同时检测，并对照观察。

一、蛋白质

（一）检测原理

1. 黏蛋白定性检验　在炎症反应刺激下浆膜间皮细胞分泌黏蛋白增加。黏蛋白是一种酸性糖蛋白（其等电点为 pH 3~5），在稀乙酸溶液中产生白色雾状沉淀。黏蛋白定性试验又称李凡他试验（Rivalta test）。

2. 蛋白质定量检验　浆膜腔积液中蛋白质定量，采用与血清总蛋白质相同的双缩脲法检测。积液蛋白电泳可对积液的蛋白质成分进行分析。

（二）参考区间

①Rivalta 试验：漏出液为阴性；渗出液为阳性。②蛋白质定量：漏出液<25 g/L，渗出液>30 g/L。

（三）方法学评价

Rivalta 试验是一种简易筛检试验，简便、快速，无需特殊仪器，但只能检测黏蛋白。积液蛋白质定量试验可检测清蛋白、球蛋白等的含量。蛋白电泳可对蛋白质成分进行分析，故蛋白质定量试验、蛋白电泳和清蛋白梯度（albumin graient，AG）有助于积液性质的判断。

（四）质量控制

浆膜腔积液蛋白质检测的质量控制见表9-5。

表9-5　浆膜腔积液蛋白质检测的质量控制

内容	质量控制
标本处理	血性浆膜腔积液应离心后取上清液进行蛋白质定性或定量试验
观察结果	进行 Rivalta 试验时，量筒中的蒸馏水加入冰乙酸后应充分混匀。加入标本后，应在黑色背景下观察结果，如浑浊不明显、中途消失为阴性

内容	质量控制
鉴别假阳性	若标本中球蛋白含量过高，Rivalta 试验可呈假阳性。鉴别方法：将标本滴入未加冰乙酸的蒸馏水中，可出现白色雾状沉淀（球蛋白不溶于水）
设置阳性对照	人工配制含黏蛋白的溶液做阳性对照，按漏出液成分配制基础液并加入不同量的黏蛋白

（五）临床意义

浆膜腔积液蛋白质的变化对鉴别渗出液和漏出液以及寻找浆膜腔积液的原因有重要意义。血清蛋白与积液清蛋白之差称为 AG，AG 鉴别渗出液与漏出液较总蛋白变化更有价值，且 AG 不受利尿剂和穿刺术的影响。

腹膜腔积液的清蛋白梯度（serum ascites albumin graient，SAAG）>11 g/L，见于门静脉高压（如肝硬化），其灵敏度为 97%。SAAG<11 g/L，与门静脉高压无关，可能与腹膜转移癌、无肝硬化的结核性腹膜炎有关。

胸膜腔积液的清蛋白梯度（serum pleurol fluid albumin graient，SPFAG）以 12 g/L 为判断水平，大于 12 g/L 为漏出液，小于 12 g/L 为渗出液。SPFAG 对鉴别胸膜腔积液性质的灵敏度为 95%，特异度为 100%。

漏出液与渗出液蛋白质的变化及不同积液蛋白质含量变化见表 9-6、表 9-7。

表 9-6　漏出液与渗出液的蛋白质改变

项目	漏出液	渗出液
Rivalta 试验	阴性	阳性
蛋白质定量（g/L）	<25	>30
蛋白电泳	α、γ-球蛋白低于血浆，清蛋白相对较高	与血浆相近
积液/血清蛋白	<0.5	>0.5
清蛋白梯度（g/L）	胸膜腔积液>12；腹膜腔积液>11	胸膜腔积液<12；腹膜腔积液<11

表 9-7　不同积液的蛋白质含量变化

积液	蛋白质定量（g/L）	Rivalta 试验
炎症性积液	>40	阳性
恶性肿瘤积液	20~40	阳性或阴性
肾病性积液	1~10	阴性
肝硬化腹膜腔积液	5~20	阴性
结核性积液	>30	阳性

二、葡萄糖

（一）检测原理

检测方法与血清葡萄糖定量方法相同，多采用葡萄糖氧化酶法或己糖激酶法。

（二）参考区间

3.6~5.5 mmol/L。

（三）临床意义

积液葡萄糖定量检验对鉴别浆膜腔积液的性质有一定参考价值。炎性积液由于细菌和炎性细胞对葡萄糖的酵解作用增强，恶性积液因肿瘤细胞利用葡萄糖增多，或葡萄糖从血浆转移至浆膜腔减少等原因，导致浆膜腔积液葡萄糖含量减少。浆膜腔积液葡萄糖减低、积液与血清葡萄糖比值小于 0.5，主要见于：①化脓性积液，其次是结核性积液。②类风湿性积液、恶性积液、非化脓性感染性积液、食管破裂性积液。③恶性浆膜腔积液中葡萄糖含量减低，提示肿瘤有广泛转移、浸润，预后不良。④心包腔积液中葡萄糖减低见于细菌性、结核性、风湿性或恶性积液等。

三、酶学

（一）乳酸脱氢酶

1. 检测原理　乳酸脱氢酶（lactate dehydrogenase，LDH）检测采用速率法。

2. 参考区间　漏出液：LDH<200 U/L，积液 LDH/血清 LDH<0.6。渗出液：LDH>200 U/L，积液 LDH/血清 LDH>0.6。

3. 临床意义　浆膜腔积液 LDH 活性检测主要用于鉴别浆膜腔积液的性质。

（1）LDH 活性增高：见于化脓性积液、恶性积液、结核性积液等。化脓性积液 LDH 活性增高最明显，且 LDH 增高程度与感染程度呈正相关；其次为恶性积液；结核性积液 LDH 略高于正常血清。

（2）LDH 比值变化：如果积液 LDH/血清 LDH 比值>1.0，则为恶性积液，这是由于恶性肿瘤细胞分泌大量 LDH，致使积液 LD 活性增高。

（二）溶菌酶

1. 检测原理　采用透射比浊法、ELISA 法检测溶菌酶（lysozyme，LZM）。

2. 参考区间　0~5 mg/L，积液与血清 LZM 比值<1.0。

3. 临床意义　LZM 主要存在于单核细胞、吞噬细胞、中性粒细胞及类上皮细胞的溶酶体中，而淋巴细胞、肿瘤细胞不含有 LZM。因此，检测 LZM 对鉴别良性与恶性浆膜腔积液、结核性与其他性质浆膜腔积液有重要价值。

（1）LZM 活性变化：①LZM 活性增高见于感染性积液，由于细胞释放 LZM 而使其含量增高。94%的结核性浆膜腔积液的 LZM 含量大于 30 mg/L，且积液与血清 LZM 比值大于 1.0，明显高于恶性浆膜腔积液、结缔组织病性浆膜腔积液。②恶性积液与血清 LZM 比值小于 1.0。

（2）与 LDH 结合鉴别胸膜腔积液的性质：结核性胸膜腔积液 LZM 和 LDH 均增高。心力衰竭所致积液中 LZM 和 LDH 均减低。恶性积液 LZM 减低而 LDH 增高，这种 LZM 与 LDH 的分离现象是恶性胸膜腔积液的特点。

（三）腺苷脱氨酶

1. 检测原理　采用速率法和比色法检测腺苷脱氨酶（adenosine deamlnase，ADA）。

2. 参考区间　<35 U/L。

3. 临床意义　ADA 是一种核苷酸氨基水解酶，为核酸代谢的重要酶类，广泛分布于人体各组织和细胞中，以红细胞和 T 淋巴细胞内含量最丰富。ADA 增高是 T 淋巴细胞对某些特殊病变局部刺激产生的一种反应，其与 T 淋巴细胞增殖、分化和数量有密切关系。因此，ADA 活性对结核性积液诊断和疗效观察有重要价值。

（1）鉴别结核性和恶性积液：ADA 活性增高主要见于结核性、风湿性积液，而恶性积液、狼疮性积液次之，漏出液最低。

（2）观察疗效：当经抗结核药物治疗有效时，ADA 活性随之减低。因此，ADA 活性可作为抗结核疗效观察的指标。

（四）其他

除了检测浆膜腔积液的 LDH、LZM、ADA 变化外，还可检测血管紧张素转换酶（angio-tensin converton enzyme，ACE）、淀粉酶（amylase，AMY）、碱性磷酸酶（alkaline phospha-tase，ALP）、β-葡萄糖苷酸酶（β-glucuronidase，β-G）、透明质酸酶（hyaluronic acid，HA）的变化，这些酶活性的检测对浆膜腔积液的性质的诊断具有一定的临床意义，见表 9-8。

表 9-8 浆膜腔积液其他酶学检测及其增高的临床意义

酶学指标	临床意义
ACE	结核性胸膜腔积液显著增高（>30 U/L），恶性胸膜腔积液低于血清水平
AMY	胰源性腹膜腔积液显著增高，消化道穿孔所致腹膜腔积液或者食管穿孔所致胸膜腔积液也增高
ALP	恶性浆膜腔积液、小肠狭窄或穿孔所致腹膜腔积液明显增高，非肿瘤性积液低于血清水平
β-G	结核性积液显著增高
HA	胸膜间皮瘤时胸膜腔积液增高

四、肿瘤标志物

（一）癌胚抗原

1. 检测原理 癌胚抗原（Carclnoembryonic antigen，CEA）检测常采用化学发光法、ELISA 或放射免疫法。

2. 参考区间 化学发光法：0~5 μg/L，积液 CEA/血清 CEA<1.0。

3. 临床意义 CEA 是一种酸性糖蛋白，存在于内胚层细胞分化而来的肿瘤细胞表面，是细胞膜的结构蛋白。在胚胎发育晚期及出生后，在血液中无法检出，恶性肿瘤时 CEA 明显升高，并释放入血液和积液中。恶性积液 CEA 明显增高，可能与癌基因活化有关。检测 CEA，并与血清 CEA 相对照，对恶性肿瘤诊断的符合率可达 80%。

（二）甲胎蛋白

1. 检测原理 甲胎蛋白（alpha-fetoprotein，AFP）检测常用化学发光法、ELISA 或放射免疫法。

2. 参考区间 化学发光法：0~8.1 U/ml。

3. 临床意义 AFP 是胚胎时期肝脏、卵黄囊产生的一种糖蛋白，是胎儿性蛋白之一，成年后逐渐下降、消失。当细胞发生癌变时，恶性细胞转化时激活了成年后关闭的基因，这些基因被激活后有利于 AFP 的合成。

血清 AFP 对原发性肝癌和胚胎性肿瘤的诊断价值较大。浆膜腔积液中 AFP 含量与血清 AFP 浓度呈正相关，当腹膜腔积液 AFP>300 μg/L（249 U/ml）时，对诊断原发性肝癌所致的腹膜腔积液有重要价值。

（三）糖类抗原

1. 糖类抗原 125（CA125） CA125 是一种广谱肿瘤标志物，在非妇科肿瘤中有不同程度的升高。

无论良性与恶性积液 CA125 浓度均升高，故不适合作为鉴别良性与恶性积液的联检项目之一，但腹膜腔积液 CA125 浓度升高可作为卵巢癌腹腔转移的指标。

2. 糖类抗原 19-9（CA19-9）　CA19-9 是一种黏多糖戊糖，对胰腺癌诊断有较高的特异度和灵敏度，阳性率达 80%~90%。恶性腹膜腔积液 CA19-9 含量高于良性腹膜腔积液，CA19-9 对胰腺癌腹膜腔积液的诊断有较高的特异度和灵敏度。

（四）其他

浆膜腔积液中还有一些免疫学指标和肿瘤标志物，对诊断积液的性质具有一定临床意义，见表 9-9。

表 9-9　浆膜腔积液其他免疫学和肿瘤标志物增高的临床意义

指标	临床意义
C-反应蛋白（CRP）	恶性积液、感染性积液增高。结核和普通细菌引起的良性胸腔积液明显升高
铁蛋白（ferritin）	恶性积液、结核性积液增高
糖类抗原 50（CA50）	腹膜腔积液增高见于肝癌、胃癌，胰或胆管癌等肿瘤转移
组织多肽抗原（TPA）	恶性积液增高
肿瘤坏死因子（TNF）	结核性积液、风湿性积液增高，结核性积液增高更明显
γ-干扰素（γ-IFN）	结核性积液增高，敏感性与特异性为 50%、83%，风湿性积液减低

（唐　峰）

第四节　显微镜检验

一、细胞计数

（一）检测原理

1. 显微镜计数法

（1）细胞总数计数

1）直接计数法：清晰或微浑的浆膜腔积液标本可采用直接计数法。在低倍镜下计数 2 个计数室四角和中央共 10 个大方格内的细胞总数。

2）稀释计数法：浑浊的浆膜腔积液标本，需用生理盐水或红细胞稀释液稀释后计数。计数原理同直接计数法，结果乘以稀释倍数。

（2）白细胞计数

1）直接计数法：清晰或微浑的浆膜腔积液标本，用冰乙酸破坏红细胞后充池。计数 10 个大方格内的白细胞数量，再乘以 10^6，即为白细胞计数结果。

2）稀释计数法：浑浊的浆膜腔积液标本，需用白细胞稀释液稀释后充池。计数原理同直接计数法，结果乘以稀释倍数。

2. 血细胞分析仪法　应用血细胞分析仪的体液细胞分析模式，计数原理同全血计数，分别计数红细胞和白细胞。因体液细胞数量少，体液细胞分析模式计数细胞是全血模式的 3 倍，与显微镜计数法有良好的相关性。

（二）方法学评价

浆膜腔积液细胞计数方法学评价见表9-10。

表 9-10 浆膜腔积液细胞计数方法学评价

方法	评价
显微镜计数法	常用方法，不需特殊仪器，易受主观影响，准确性较差
血细胞分析仪法	操作简便、快速。细胞形态和细胞碎片影响结果准确性，不能识别异常细胞

（三）质量控制

1. 检测时间 细胞计数应在采集标本后 1 小时内完成，标本放置过久细胞可破坏，影响计数结果。

2. 标本处理 ①细胞计数前要混匀标本，否则因细胞分布不均影响细胞计数结果的准确性。标本有凝块时不适合细胞计数。②对浑浊的浆膜腔积液标本，应选用稀释法进行计数。

3. 细胞计数 准确计数细胞，计数细胞总数时应包括间皮细胞。

（四）参考区间

红细胞：无。白细胞：漏出液 $<100 \times 10^6/L$，渗出液 $>500 \times 10^6/L$。

（五）临床意义

1. 红细胞 红细胞计数对鉴别漏出液和渗出液的意义不大，因为 1 000 mL 积液中加 1 滴血液即可使积液呈红色，如穿刺损伤等。大量红细胞提示为血性渗出液，常见于恶性肿瘤、结核性积液、肺栓塞。

2. 白细胞 白细胞数量的变化对诊断积液的性质有一定的帮助，白细胞主要为淋巴细胞、中性粒细胞。浆膜腔积液细胞数增高的临床意义见表9-11。

表 9-11 浆膜腔积液细胞数增高的临床意义

细胞	数量（$\times 10^6/L$）	临床意义
红细胞	>100 000	创伤、穿刺损伤、恶性肿瘤、肺栓塞，以恶性肿瘤最常见
淋巴细胞	>200	结核性、恶性浆膜腔积液
中性粒细胞	>1 000	化脓性浆膜腔积液

二、细胞分类计数

（一）检测原理

1. 直接分类法 计数白细胞后，在高倍镜下根据细胞形态和细胞核形态进行分类，计数 100 个白细胞，计算单个核细胞和多叶核细胞的百分比。

2. 染色分类法 直接分类难以区分细胞时，可以采用染色法进行分类。将浆膜腔积液以 1 000 r/min 离心 5 分钟，取沉淀物制备涂片，进行 Wright 染色后在油镜下进行有核细胞分类。必要时，可用玻片离心沉淀仪采集细胞，以提高细胞分类的准确性。

浆膜腔积液 Wright 染色涂片中可见淋巴细胞、中性粒细胞、嗜酸性粒细胞，其形态与外周血液涂片细胞形态相同。当浆膜受刺激或损伤时浆膜上皮脱落，浆膜腔积液涂片中还可见间皮细胞。成熟的间皮细胞呈圆形、椭圆形或不规则形，直径 15～30 μm，细胞核位于中心或偏位，染色质粗糙呈紫色，少见核仁。幼稚型间皮细胞核较大，有时可见 1～3 个核仁，染色质疏松，胞质丰富呈淡蓝色，有少量空泡。幼稚的间皮细胞与恶性细胞较难区别。

3. 血细胞分析仪法 血细胞分析仪体液模式下进行白细胞分类，原理同全血白细胞分类。将白细胞分为单个核细胞和多分叶核细胞 2 类，并可提供一些研究参数，如高荧光细胞比率及其散点图。

（二）方法学评价

1. 直接分类法 简便、快速，但准确性差，如细胞变形则分类困难，适用于新鲜的清晰或微浑的浆膜腔积液标本。只能将细胞分为单个核和多叶核细胞，不能准确识别。

2. 染色分类法 细胞易于识别，可以准确识别各种细胞，能发现异常细胞，为推荐方法。但操作繁琐、费时。如发现异常细胞，应查找有无肿瘤细胞。

3. 血细胞分析仪法 操作自动化、快速，结果较为准确。对于细胞数较少的体液标本，血细胞分析仪检测对细胞计数和白细胞分类的误差较大，因此不能完全代替显微镜计数法。研究参数能提供肿瘤细胞筛检信息。

（三）临床意义

漏出液中细胞较少，以淋巴细胞和间皮细胞为主，渗出液细胞种类较多。浆膜腔积液细胞分类计数的临床意义见表 9-12。

表 9-12 浆膜腔积液细胞分类计数增高的临床意义

细胞	临床意义
中性粒细胞	化脓性浆膜腔积液，早期结核性化浆膜腔积液，肺梗死、膈下脓肿、腹膜炎所致浆膜腔积液
淋巴细胞	结核性浆膜腔积液，肿瘤、病毒、结缔组织疾病等所致浆膜腔积液
浆细胞	充血性心力衰竭、恶性肿瘤或多发性骨髓瘤浸润浆膜所致浆膜腔积液
嗜酸性粒细胞	胸膜腔积液见于血胸和气胸、肺梗死、真菌或寄生虫感染、间皮瘤、过敏综合征。腹膜腔积液见于腹膜透析、血管炎、淋巴瘤、充血性心力衰竭等
间皮细胞	主要见于漏出液，见于炎症、瘀血、肿瘤所致浆膜腔积液
恶性细胞	恶性肿瘤所致浆膜腔积液
其他细胞	组织细胞见于炎性浆膜腔积液；含铁血黄素细胞见于陈旧性血性浆膜腔积液

三、病原生物学检验

（一）检测原理

1. 细菌学检验 根据病人病情，对疑似渗出液的标本需要进行涂片镜检和细菌培养。感染性积液常见的细菌有脆弱类杆菌、大肠埃希菌、粪肠球菌、铜绿假单胞菌、结核分枝杆菌等。

2. 寄生虫检验 积液离心沉淀后，在显微镜下观察有无寄生虫及虫卵。乳糜样积液中可查见微丝蚴，棘球蚴包虫病所致积液中可见棘球蚴的头节和小钩，阿米巴病的积液中可见阿米巴滋养体。

（二）参考区间

阴性。

（三）临床意义

浆膜腔积液查到病原生物，可提供病因学诊断依据，有确诊价值。

（唐　峰）

第十章

关节腔积液检验

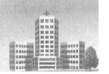

关节腔积液检验是关节疾病常用的诊断方法，对各种关节疾病的诊断和鉴别诊断具有重要意义。

关节腔是由关节面与滑膜围成的裂隙。滑膜（synovial membrane）内含有丰富的血管和毛细淋巴管，可分泌滑膜液（synovial fluid，SF）。正常情况下滑膜液的量很少，当关节有炎症、损伤等病变时，滑膜液增多，称为关节腔积液。

关节腔积液检验的目的：①诊断关节疾病，如感染性关节炎、类风湿关节炎、骨关节炎和晶体性关节炎等。②鉴别诊断关节疾病，关节腔积液检验对各种关节病变提供鉴别诊断依据。

第一节　标本采集与处理

1. 标本采集　关节腔积液由临床医师行关节腔穿刺术（joint fluid aspiration，arthrocen-tesis）采集。关节腔穿刺后采集的标本分装在 3 支无菌试管内，第一管用于理学和微生物学检验，第二管加肝素抗凝（肝素钠 25 U/mL）用于细胞学和化学检验，第三管用于积液的凝固性观察。

2. 标本处理　标本采集后及时送检，否则，应先分离细胞后再保存，以免因细胞内酶释放而改变积液成分。4℃下可保存 10 天，必要时-20℃冷冻保存。积液抗凝时不宜选用影响积液结晶检验的抗凝剂，如草酸盐和 EDTA 粉剂。

（王　锋）

第二节　理学检验

一、颜色与透明度

观察关节腔积液的颜色，可用无色、黄色、红色、淡黄色等描述。观察关节腔积液透明度，分别以清晰透明、微浑、浑浊等描述。

（一）参考区间

淡黄色或无色、清晰透明。

（二）临床意义

当关节有炎症、损伤等病理改变时，关节腔液增多并伴有颜色的改变。常见关节腔积液颜色变化及临床意义见表10-1。

关节腔积液的浑浊主要与细胞成分、细菌、蛋白质增多有关，多见于炎性积液。炎性病变越严重，浑浊越明显，甚至呈脓性。关节腔积液内含有的结晶、纤维蛋白、类淀粉样物、脂肪滴和软组织碎屑等也可致其浑浊。

表 10-1　常见关节腔积液的颜色变化及临床意义

颜色	临床意义
淡黄色	正常，关节腔穿刺损伤时红细胞少量混入、轻微炎症
红色	穿刺损伤、创伤、出血性疾病、恶性肿瘤、关节置换术后、血小板减少症
乳白色	结核性、慢性类风湿关节炎、痛风、系统性红斑狼疮等，或积液中有大量结晶
脓性黄色	细菌感染性关节炎
绿色	铜绿假单胞菌性关节炎
黑色	褐黄病
金黄色	胆固醇含量增高

二、黏稠度

（一）检测原理

一般采用拉丝试验来检查其黏稠度。正常关节腔液因含有丰富的透明质酸而富有高度的黏稠性（viscosity），拉丝长度可达2.5~5.0 cm，黏稠度的高低与透明质酸（hyaluronic acid）的浓度和质量呈正相关。

（二）参考区间

高度黏稠。

（三）临床意义

1. 黏稠度减低　炎性积液时，由于积液的透明质酸被中性粒细胞释放的酶降解及其浓度被积液稀释，而使黏稠度减低。关节炎症越严重，积液的黏稠度越低。重度水肿、外伤引起的急性关节腔积液，因透明质酸被稀释，即使无炎症，黏稠度也减低。

2. 黏稠度增高　见于甲状腺功能减退症、SLE、腱鞘囊肿及骨关节炎引起的黏液囊肿等。

三、凝块形成

（一）参考区间

无凝块。

（二）临床意义

正常关节腔液由于不含纤维蛋白原及其他凝血因子，因此不发生凝固现象。当关节有炎症时，血浆凝血因子渗出增多，可形成凝块，且凝块形成的速度、大小与炎症的程度成正比。根据凝块占试管中积液体积的多少，将凝块形成（clot formation）分为3种类型，其临床意义见表10-2。

表 10-2　关节腔积液凝块形成的程度及临床意义

凝块的程度	性质判断	临床意义
轻度凝块形成	凝块占试管内积液体积的 1/4	骨性关节炎、SLE、系统性硬化症及骨肿瘤等
中度凝块形成	凝块占试管内积液体积的 1/2	类风湿关节炎、晶体性关节炎
重度凝块形成	凝块占试管内积液体积的 2/3	结核性、化脓性、类风湿关节炎

（王　锋）

第三节　化学与免疫学检验

因关节腔积液黏稠度较高，进行化学与免疫学检验前，通常需用透明质酸酶预处理，以降低关节腔积液的黏稠度。

一、黏蛋白凝块形成试验

（一）检测原理

正常关节腔液含有大量的黏蛋白（mucoprotein，mucin），是透明质酸与蛋白质的复合物，呈黏稠状。在乙酸的作用下，形成坚实的黏蛋白凝块，有助于反映透明质酸的含量和聚合作用。

（二）参考区间

阳性。

（三）临床意义

关节腔液黏蛋白凝块形成不良与透明质酸-蛋白质复合物被稀释或破坏有关，多见于化脓性关节炎、结核性关节炎、类风湿关节炎及痛风。另外，黏蛋白凝块形成试验是检测关节腔液透明质酸最有效可行的方法。

二、蛋白质

（一）参考区间

11~30 g/L，清蛋白与球蛋白之比为 4：1，无纤维蛋白原。

（二）临床意义

关节腔积液蛋白质增高主要见于化脓性关节炎，其次是类风湿关节炎和创伤性关节炎。关节腔出现炎症改变时，滑膜渗出增多，使关节腔积液中的总蛋白、清蛋白、球蛋白和纤维蛋白原均增高，关节腔积液中蛋白质高低可反映关节感染的程度。

三、葡萄糖

正常关节腔液的葡萄糖较血糖稍低，两者相差小于 0.5 mmol/L。

（一）参考区间

3.3~5.3 mmol/L。

（二）临床意义

关节腔积液葡萄糖减低见于化脓性关节炎、结核性关节炎、类风湿关节炎，以化脓性关节炎降低最明显。关节腔积液葡萄糖减低是由于炎症时白细胞增多将葡萄糖转化为乳酸，以及细菌对葡萄糖的消耗增多所致，血糖与关节腔积液葡萄糖的差值增大（超过 2.2 mmol/L）。

另外，关节腔积液葡萄糖定量检测时应注意：①关节腔积液葡萄糖检测最好与空腹血糖检测同时进行，特别是禁食或低血糖时。②采用含氟化物试管采集标本，并且采集后立即检测，避免葡萄糖转化为乳酸。

四、乳酸

乳酸检测的特异性较差，但可作为一种早期诊断关节感染的指标之一。

（一）参考区间

1.0~1.8 mmol/L。

（二）临床意义

关节腔积液乳酸增高见于化脓性关节炎和类风湿关节炎。化脓性关节炎关节腔积液的细胞对葡萄糖的利用和需氧量增高，同时也因局部炎症使血供不足及低氧代谢等导致乳酸含量增高。类风湿关节炎的积液中乳酸含量可轻度增高，而淋病奈瑟菌感染的关节腔积液中乳酸含量可正常。

五、类风湿因子

（一）参考区间

阴性。

（二）临床意义

约有 60% 的类风湿关节炎病人血清类风湿因子（theumatoid factor，RF）呈阳性，关节腔积液 RF 阳性率较血清高，但并非特异。许多感染性和非感染性关节疾病均可出现 RF 阳性。

六、抗核抗体

（一）参考区间

阴性。

（二）临床意义

抗核抗体（anti-nuclear antibody，ANA）除了存在于血清中，也可以存在于关节腔积液、胸膜腔积液和尿液中，70% 系统性红斑狼疮和 20% 类风湿关节炎的关节腔积液中可检测出 ANA。

七、尿酸

（一）参考区间

178~416 mmol/L。

（二）临床意义

关节腔积液尿酸增高见于痛风，因尿酸可以通过滑膜，故关节腔积液的尿酸浓度与血液的浓度一致。

（程　琰）

第四节　显微镜检验

显微镜检验是关节腔积液检验的重要内容之一，主要检验内容有细胞计数和分类计数、结晶、特殊细胞等。

一、细胞计数

（一）检测原理

①清晰或微浑的关节腔积液标本，可直接计数细胞总数和白细胞数。②浑浊的关节腔积液标本稀释后计数细胞总数和白细胞数量，结果乘以稀释倍数。

（二）参考区间

无红细胞；白细胞：$(50\sim100)\times10^6/L$。

（三）临床意义

关节腔积液白细胞计数对诊断关节疾病是非特异的，但可筛检炎症性和非炎症性积液。化脓性关节炎的细胞总数往往超过 $50\,000\times10^6/L$；急性尿酸盐痛风、类风湿关节炎时细胞数可达 $20\,000\times10^6/L$；淋病奈瑟菌感染的早期，关节腔积液细胞总数一般不增高。

二、细胞分类计数

（一）检测原理

$WBC>6\,000\times10^6/L$，可以直接涂片检查。如果细胞数少，需将积液离心后，取沉淀物涂片 Wright 染色后进行检查。

（二）参考区间

①单核-巨噬细胞：65%。②淋巴细胞：15%。③中性粒细胞：20%。④偶见软骨细胞和组织细胞。

（三）临床意义

关节腔积液细胞分类计数的临床意义见表 10-3。

表 10-3　关节腔积液细胞分类计数的临床意义

细胞	临床意义
中性粒细胞	①炎症性积液中性粒细胞增高大于 80%
	②化脓性关节炎积液的中性粒细胞高达 95%
	③风湿性关节炎、痛风、类风湿关节炎的中性粒细胞大于 50%
	④非感染性疾病如创伤性关节炎、退变性关节炎、肿瘤等，中性粒细胞小于 30%

续　表

细胞	临床意义
淋巴细胞	增高主要见于类风湿关节炎早期、慢性感染、结缔组织病等
单核细胞	增高可见于病毒性关节炎、血清病、系统性红斑狼疮等
嗜酸性粒细胞	增高可见于风湿性关节炎、风湿热、寄生虫感染及关节造影术后等

三、结晶

结晶检验是关节腔积液显微镜检验的重要内容，尿酸钠和焦磷酸钙结晶检验分别是痛风和软骨钙质沉着症的确诊试验。

（一）检测原理

采用光学显微镜，最好采用偏振光显微镜（polarizing microscope）观察积液中结晶的类型。

（二）参考区间

阴性。

（三）临床意义

关节腔积液结晶检验主要用于鉴别痛风（gouty arthritis）和假性痛风。关节腔积液中常见结晶的特点和临床意义见表10-4。

表10-4　关节腔积液结晶的特点和临床意义

结晶	折光性	形状	大小（μm）	临床意义
尿酸钠	强	细针状或杆状	5~20	痛风
焦磷酸钙	弱	棒状	1~20	软骨钙质沉着症
羟磷灰石	无	单个六边形或成簇光亮钱币形	3~65	急性、慢性关节炎，骨性关节炎
胆固醇	弱	针状或菱形	5~40	类风湿性、结核性、骨性关节炎
草酸钙	弱	菱形或四方形	2~10	慢性肾衰竭、先天性草酸盐代谢障碍所致关节炎
类固醇	强	针状或菱形	1~40	注射类固醇
滑石粉	强	十字架	5~10	手术残留所致

四、细胞学检验

（一）检测原理

将积液制成涂片，经 Giemsa 或 Wright 染色后寻找肿瘤细胞及其他特殊细胞。

（二）参考区间

阴性。

（三）临床意义

关节腔积液常见的特殊细胞有类风湿细胞、狼疮细胞和赖特细胞，是关节腔积液的中性粒细胞、单核细胞变性所致。

1. 类风湿细胞　类风湿细胞（rheumatoid arthritis cell）又称包涵体细胞，是中性粒细胞吞噬了聚集的 IgG、IgM、类风湿因子、纤维蛋白、补体、免疫复合物及 DNA 颗粒等形成的。类风湿细胞主要见于类风湿关节炎患者，尤其是类风湿因子阳性者，且此种病人预后较差。类风湿细胞也可见于其他类型的炎性关节炎，甚至化脓性关节炎。

2. 赖特细胞　赖特细胞（Reiter cell）是已脱颗粒死亡的中性粒细胞完全分解后被单核细胞或吞噬细胞吞噬后形成的，1个吞噬细胞可吞噬 3~5 个中性粒细胞，而 1 个单核细胞仅吞噬 1 个中性粒细胞。赖特细胞多见于 Reiter 综合征病人的关节腔积液中，但也可见于痛风、幼年类风湿关节炎等。

3. 狼疮细胞　白细胞破坏后脱落的细胞核与抗核抗体结合后被中性粒细胞吞噬，在补体的参与下，形成狼疮细胞（lupus erythematosus cell，LEC）。系统性红斑狼疮、药物性狼疮关节炎患者的积液中可出现 LEC，但并非特异。类风湿关节炎的关节腔积液中有时也可有 LEC。

五、病原生物学检验

病原生物学检验是关节腔积液的常规检验项目之一。大约 75% 链球菌、50% 革兰阴性杆菌及 25% 淋病奈瑟菌感染的关节腔积液中可发现致病菌。如果怀疑结核性感染可行抗酸染色，寻找结核分枝杆菌，必要时行关节腔积液结核分枝杆菌培养或 PCR 检查，以提高阳性率。大约 30% 细菌性关节炎的关节腔积液中找不到细菌。因此，需氧菌培养呈阴性时，不能排除细菌性感染，还应考虑到厌氧菌和真菌的感染。

（程　琰）

第五节　质量控制与临床应用

一、质量控制

关节腔积液检验已成为各种关节疾病的重要检验方法，其结果的准确性直接影响临床诊断，为了保证关节腔积液检验质量应做到：①严格无菌操作。②标本及时送检。③化学和免疫学检验标本需预先用透明质酸酶消化处理，以降低标本的黏稠度。④试验性关节穿刺为阳性时，可将穿刺针内的血液或组织成分做晶体检查、革兰染色及培养等；如疑关节感染而穿刺结果为阴性时，可取关节腔清洗液作细菌培养。⑤结晶检验最好采用偏振光显微镜。⑥采用生理盐水合理稀释积液，不能用草酸盐或乙酸稀释，以防黏蛋白凝块的形成。⑦细胞分类采用染色分类法。

二、临床应用

1. 检验项目选择　关节炎症或其他疾病可以改变关节腔积液的成分，不同疾病的关节腔积液的变化各不相同。关节腔积液的检验主要用于各种关节病变的诊断、治疗效果的观察及预后判断等。关节腔积液检验项目的选择见表 10-5。

表 10-5　关节腔积液检验项目的选择

分类	检验项目
常规检验	理学检查（颜色、透明度）、白细胞总数与分类计数、革兰染色与细菌培养（需氧和厌氧培养）、结晶检查（偏振光和补偿镜）
特殊检查	真菌、抗酸染色和细菌培养，PCR 检测细菌 DNA，蛋白质，血清/关节腔积液葡萄糖，乳酸和其他有机酸，补体，酶学，尿酸

2. 关节腔积液检验的适应证　①原因不明的关节腔积液伴肿痛。②关节炎伴过多的关节腔积液，影响关节功能。③关节镜检验、滑膜活检或切除以及病原生物学检验。④关节造影检验。⑤关节腔内注射药物进行治疗。

3. 关节腔积液检验的临床应用　临床上将关节腔积液分为4类。

（1）Ⅰ类（非炎症性积液）　常见于骨关节病和创伤性骨关节病。但早期类风湿关节炎、系统性红斑狼疮、结节性红斑伴发的关节炎和关节周围炎等，由于其炎症表现并不明显，故也可表现为Ⅰ类积液的特点。

（2）Ⅱ类（炎症性积液）　最常见于类风湿关节炎或其他结缔组织病、强直性脊柱炎、Reiter综合征、晶体性关节炎（痛风、假性痛风）、反应性关节炎等。

（3）Ⅲ类（化脓性积液）　最常见于化脓性关节炎和结核性关节炎。

（4）Ⅳ类（出血性积液）　可由出血性疾病或局部病变所致。常见于血友病、创伤、绒毛结节性滑膜炎、神经病变性关节病及抗凝治疗过度等。

常见关节腔积液检验的特征见表10-6。

表10-6　常见关节腔积液检验的特征

项目	非炎症性积液	炎症性积液	化脓性积液	出血性积液
病因	骨关节病、创伤性关节病	类风湿性、晶体性关节炎	化脓性、结核性关节炎	关节创伤、出血性疾病、过度的抗凝治疗
外观	淡黄色、清亮	黄色、微浑	黄或乳白色、浑浊	红色、浑浊
黏稠度	高	减低	低	低
白细胞	增高	中度增高	明显增高	增高
葡萄糖	正常	降低	中度降低	正常
蛋白质	正常	增高	明显增高	增高
细菌	阴性	阴性	阳性	阴性
结晶	阴性	阳性/阴性	阴性	阴性
乳酸	增高	中度增高	明显增高	正常
类风湿因子	阴性	阳性/阴性	阴性	阴性

（杨　宁）

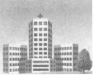

第十一章　羊水检验

妊娠期羊膜腔内的液体称为羊水（amniotic fluid），其主要功能是保护母体和胎儿。羊水中98%~99%是水分，1%~2%是溶质，50%溶质是有机物，另外50%为无机盐，此外，还有极少量的细胞成分。

目前，羊水检验被公认为一种安全、可靠的诊断方法，在妊娠不同时期进行羊水检验，对产前诊断染色体异常、先天性代谢障碍、神经管缺陷等先天性或遗传性疾病、协助诊断与治疗母婴血型不合、检查胎儿成熟度及宫内感染等具有重要意义，对降低围产儿死亡率和减少患有遗传性疾病胎儿的出生也具有重要作用。

第一节　标本采集与处理

1. 标本采集　羊水标本由临床医师通过羊膜腔穿刺获得。标本量一般为20~30 mL，采集后立即送检。若不能及时送检，应置于40℃保存，但保存时间不能超过24小时。供胆红素检查的标本应采集于棕色容器，并避光保存。

羊水检验结果的准确与否与标本采集的准确与否有密切关系，因此，标本采集时应注意采集的时机和并发症等见表11-1。

表 11-1　羊水标本采集的注意事项及评价

注意事项	评价
确定进针的位置	采集标本前应对孕妇进行腹部超声检查确定胎儿的位置，以明确穿刺时进针的位置
羊水采集的时机	妊娠16~20周，此时胎儿小、羊水多（170~500 mL），不易损及胎儿，且采集标本量仅为20 mL，不会引起宫腔骤小而造成流产
诊断遗传性疾病	妊娠16~20周穿刺
诊断Rh溶血症	妊娠26~36周穿刺
评估胎儿成熟度	妊娠35~42周穿刺
羊膜腔穿刺并发症	羊膜炎、胎盘早剥、流产和穿刺损伤等

2. 标本处理　将采集的羊水标本存放于无菌的刻度离心管内，在无菌条件下，离心分离上清液和细胞层（保留0.5 mL羊水-细胞层）。上清液可供化学和免疫学检验，细胞可供细胞培养、染色体核型分析、脂肪细胞及其他有形成分检查。

（杨　宁）

第二节 理学检验

一、量

正常妊娠时，随着妊娠时间增加，羊水量逐渐增加，以达到保护胎儿的目的。羊水量的检测方法有3种，其评价见表11-2。

表11-2 羊水量的检测方法与评价

注意事项	评价
直接测量法	破膜后直接采集羊水并测定其量，但此法对某些疾病不能做出早期诊断
超声诊断法	以测定最大羊水暗区垂直深度（amniotic fluid volume，AFV）和羊水指数法（amniotic fluid index，AFI）表示羊水量，此法临床常用
标记法	将已知剂量的对氨基马尿酸钠等标志物注入羊膜腔内，根据标志物的稀释度间接换算出羊水量

（一）参考区间

①妊娠8周：5 mL。②妊娠10周：30 mL。③妊娠20周：400 mL。④妊娠38周：1 000 mL。⑤足月妊娠：800 mL。⑥过期妊娠：<300 mL。

（二）临床意义

妊娠的任何时期羊水量大于2 000 mL者称为羊水过多（polyhydramnios），妊娠足月时羊水量小于300 mL称为羊水过少（oligohydramnios）。

1. 羊水过多 羊水过多的确切原因尚不十分清楚，常见于胎儿畸形、多胎妊娠、孕妇和胎儿疾病以及胎盘和脐带病变等。羊水过多常见的原因及临床意义见表11-3。

表11-3 羊水过多常见的原因及临床意义

原因	临床意义
特发性	原因不明，发生率约为30%
胎儿畸形	18%~40%合并胎儿畸形。神经管缺陷性疾病（以无脑儿、脑膨出与脊柱裂胎儿居多）约占50%；消化道畸形（以食管或小肠闭锁多见）约占25%

续 表

原因	临床意义
多胎妊娠	多胎妊娠并发羊水过多为单胎妊娠的10倍，尤以单卵双胎居多
孕妇和胎儿疾病	糖尿病、ABO或Rh血型不合、重度胎儿水肿、妊娠高血压综合征、急性肝炎等
胎盘脐带病变	胎盘绒毛膜血管病、脐带帆状附着等

2. 羊水过少 ①胎儿畸形：如胎儿先天性肾缺如、肾发育不全、输尿管或尿道狭窄等，肺发育不全、短颈或巨颌畸形也可引起羊水过少。②过期妊娠。③胎儿宫内发育迟缓（intrauterine growth retardation，IUC-R）：羊水过少是胎儿宫内发育迟缓的特征之一。④羊膜病变。

二、颜色与透明度

在妊娠早期，羊水量相对较少，羊水可为无色或淡黄色、清晰、透明。妊娠晚期，由于羊水中混入上皮细胞、胎脂等，羊水可呈乳白色、清晰或稍浑浊。

（一）参考区间

①妊娠早期：无色或淡黄色、清晰、透明。②妊娠晚期：乳白色、清晰或稍浑浊。

（二）临床意义

病理情况下，羊水颜色与透明度变化及临床意义见表11-4。

表11-4　病理性羊水颜色变化及临床意义

颜色	原因	临床意义
深黄色	胆红素增多	胎儿出血症或遗传性红细胞异常、胎儿溶血病、无脑儿、十二指肠闭锁等
绿色	羊水被胎粪污染（羊水粪染）	胎儿宫内窘迫
红色	出血	穿刺损伤、胎儿出血或胎盘早剥
棕色或褐色	宫内有陈旧性出血	宫内死胎
脓性浑浊	细菌、白细胞增多	宫腔内化脓性感染
黏稠黄色	羊水过少、妊娠时间长	过期妊娠或胎盘功能减退

三、羊水泡沫试验

（一）检测原理

羊水泡沫试验（foam test），也称振荡试验（shake test），是间接评估羊水中磷脂的方法。羊水中的肺泡表面活性物质（pulmonary surfactant）饱和磷脂是既亲水又亲脂的两性界面物质，其在乙醇中振荡后形成的泡沫可维持数小时，并可在气液界面出现环绕试管边缘的稳定泡沫层。羊水中的蛋白质、胆盐、游离脂肪酸及不饱和磷脂也能形成泡沫，但乙醇能消除这些物质所形成的泡沫。羊水泡沫试验主要用于判断胎儿肺成熟程度（fetal lung maturity）。磷脂酰胆碱（lecithin，L）与鞘磷脂（sphingomyelin，S）是肺表面活性物质的主要成分，是观察胎儿肺成熟的重要指标。

（二）方法学评价

胎儿肺成熟度的检测方法或指标有L/S比值、羊水泡沫试验、羊水吸光度（A650）、叩击试验、羊水磷脂酰甘油（phosphatidyl glycerol，PG）和泡沫稳定指数（foamstability index，FSI）等。几种胎儿肺成熟度检测的方法学评价见表11-5。

表11-5　胎儿肺成熟度检测的方法学评价

方法	判断值	优点	缺点
L/S比值	≥2.0	准确、假阳性极少、不受羊水量影响	需特殊设备、血液污染时可出现假阳性
泡沫试验	阳性	准确、简便快速、假阳性少	灵敏度差，阳性率低、假阴性率高
吸光度	≥0.075	简便	易受磷脂以外成分浊度的影响
叩击试验	阳性	操作简便、易行	阳性率最低、对肺未成熟的预测值最低
PG	阳性	最为可靠的方法、不受血液污染的影响	需特殊的设备和条件，操作复杂、费时
FSI	≥0.47	降低泡沫试验的假阴性率	乙醇浓度和用量影响结果

（三）质量控制

1. 检验时机　羊水泡沫试验在妊娠晚期进行。

2. 标本处理　①羊水标本采集后应立即进行检验，否则需冷藏保存于 0~4℃，以免磷脂被羊水中的酶水解，造成假阴性。②既可以用混匀的标本，也可离心后使用上清液，但不宜长时间离心，以免沉淀表面活性物质造成假阴性。③试管要清洁干燥、规格一致。

3. 检验条件　以 20~30℃ 为宜，如温度过高，泡沫消失快；反之，泡沫消失慢，均影响结果判断。

4. 操作要求　羊水量和试剂用量、浓度要准确。为便于阳性观察，可设置阳性对照管。

（四）参考区间

阳性（即稀释度为 1 ：1 和 1 ：2 的两管液面均出现泡沫环）。

（五）临床意义

临床上只进行稀释度为 1 ：1 和 1 ：2 的泡沫试验。在 2 支试管中加入羊水与 95% 乙醇，第 1 支按 1 ：1 比例、第 2 支按 1 ：2 比例加入羊水与 95% 乙醇，经过振荡后 20 秒后静置 15 分钟再观察，若 2 管液面均出现泡沫环则为阳性，提示 L/S 比值≥2.0，表示胎儿肺成熟；若仅第 1 管液面出现泡沫环，为临界值，US 比值在 1.5~2.0；若两管液面均未出现泡沫环则为阴性，L/S 比值≤1.49，提示胎儿肺未成熟。羊水泡沫试验判断胎儿肺成熟程度的准确率可达 98.5%~99.3%，但其假阴性率可达 27.0%。

（周　宏）

第三节　化学与免疫学检验

一、甲胎蛋白

（一）检测原理

甲胎蛋白（alpha-fetoprotein，AFP）常用的检测方法为化学发光法。

（二）参考区间

①妊娠 15 周：40 mg/L。②妊娠 32 周以后：25 mg/L。

（三）临床意义

AFP 是胎儿的一种特异性球蛋白，具有产前诊断的临床意义，并作为一种肿瘤标志物用于监测原发性肝细胞癌和滋养细胞恶性肿瘤。羊水 AFP 检测主要用于产前诊断神经管和腹壁缺陷、早期监测其他围生期并发症，也可作为 Down 综合征的指征。

1. AFP 增高　①开放性神经管缺陷的胎儿，如无脑儿、脊柱裂等胎儿血液中的 AFP 可从暴露的神经组织和脉络丛渗入羊水，使 AFP 高于正常羊水 10 倍以上。AFP 是诊断胎儿神经管缺陷的灵敏指标，但并非特异性指标，其阳性检出率为 90%~100%。②脐膨出、消化道畸形胎儿，因 AFP 直接漏出，羊水中 AFP 可增高。③先天性肾病、先天性食管闭锁、胰腺纤维囊性变、双胎、宫内死胎等均可使 AFP 增高。④染色体异常（45，XO）、糖尿病、先兆子痫、母婴 Rh 血型不合等 AFP 也可增高。⑤羊膜穿刺所致的胎血污染也可致 AFP 增高。

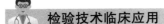

2. AFP 减低　AFP 减低主要见于葡萄胎、Down 综合征。

二、胆碱酯酶

（一）检测原理

胆碱酯酶（ChE）检测采用丙酰硫代胆碱或乙酰胆碱作为底物，2-硝基苯甲酸为显色剂的速率法或终点法。乙酰胆碱酯酶（AChE）检测采用聚丙烯酰胺凝胶电泳分析法。

（二）参考区间

AChE<10.43 U/L。

（三）临床意义

根据 ChE 对乙酰胆碱亲和力的不同分为拟胆碱酯酶（PChE）和 AChE。AChE 主要来自胎儿的嗜铬细胞、神经节细胞、中枢神经细胞及肌细胞，其含量反映了神经系统的成熟度。当胎儿神经末梢未成熟时，从胎儿脑脊液和血液渗出到羊水中的 ChE 较成熟时为多，故检测羊水 ChE 有助于开放性神经管缺陷的诊断。

羊水 AChE 活性增高与胎儿开放性神经管畸形有高度的相关性。如开放性脊柱裂、开放性腹膜缺损时，羊水 AChE 明显增高，如同时检测羊水 PChE 活性，并计算 AChE/PChE 比值，对诊断更有价值。开放性神经管畸形胎儿以 AChE 升高为主，脐疝胎儿、流产时羊水 AChE 也可增高。另外，AChE 活性检测也可纠正羊水 AFP 的假阳性。

三、磷脂酰胆碱与鞘磷脂

（一）检测原理

磷脂酰胆碱（lecithin，L）和鞘磷脂（sphingomyelin，S）是胎儿肺泡表面脂类物质的主要成分，L/S 检测常采用薄层层析色谱法（TLC）。

（二）参考区间

L/S≥2.0。

（三）临床意义

由于磷脂酰胆碱和鞘磷脂是维持肺泡稳定性的重要物质，是肺发育是否成熟的指标，所以检测 L/S 对诊断特发性呼吸窘迫综合征（idiopathic respiratory distress syndrome，IRDS）具有重要价值。L/S 预测 IRDS 的灵敏度为 84%，非 IRDS 的特异性为 87%。

L/S≤1.49，表示肺脏不成熟，IRDS 严重；L/S 为 1.50~1.99，表示肺脏发育不够成熟，有 IRDS 可能；L/S 为 2.0~3.4，表示肺脏已成熟；L/S 为 3.5~3.9，表示肺脏肯定成熟；L/S>4.0，表示过熟儿。

四、肌酐

（一）检测原理

在肌酐酶的作用下肌酐生成肌酸，在肌酸酶的作用下肌酸生成肌氨酸，在肌氨酸氧化酶作用下肌氨酸生成过氧化氢，后者在过氧化氢酶作用下可氧化 N，N-双（4-丁磺酸钠基）-3-甲苯生成红色醌色素（波长 548 nm）。

（二）质量控制

胆红素和维生素 C 会干扰本试验的偶联反应，可加入亚铁氰化钾和抗坏血酸氧化酶予以消除。羊水肌酐浓度接近血液（是尿液的 2~3 倍），在采集标本时应注意鉴别，避免采集到胎儿尿（羊水有蛋白和葡萄糖，尿液则无）。

（三）参考区间

妊娠 37 周：>176.8 μmol/L。

（四）临床意义

羊水肌酐水平变化可以判断胎儿肾脏成熟度，其准确率达 90%。由于影响羊水肌酐水平的因素较多，所以羊水肌酐范围较宽，多为 159.1~353.6 μmol/L。妊娠 37 周时，羊水肌酐大于 176.8 μmol/L 提示胎儿肾脏成熟；肌酐为 132.6~176.7 μmol/L 为临界值；肌酐小于 132.5 μmol/L 提示胎儿肾脏未成熟。

五、葡萄糖

（一）检测原理

AFG 检测主要采用葡萄糖氧化酶法。

（二）参考区间

<0.56 mmol/L。

（三）临床意义

羊水葡萄糖（amniotic fluid glucose，AFG）主要来自母体，也可来自胎儿尿液。妊娠 23 周以前，AFG 随着妊娠时间增加而逐渐升高，至 24 周时 AFC 达高峰。妊娠 24 周以后，由于胎儿肾脏发育成熟，肾小管对葡萄糖重吸收作用增强，胎儿尿液排出葡萄糖减少，以及胎盘通透性随着妊娠时间增加而降低，AFG 逐渐减少，至妊娠晚期，AFG 可降至 0.40 mmol/L 以下。

AFG 主要用于判断胎儿肾脏成熟程度。AFG 小于 0.56 mmol/L，提示胎儿肾脏发育成熟。AFG 大于 0.80 mmol/L，提示胎儿肾脏不成熟。虽然，AFG 随着妊娠时间的增加而降低，但存在着较大的个体差异。因此，AFG 判断肾脏成熟程度的精确度不如羊水肌酐。

六、睾酮

（一）检测原理

羊水睾酮检测主要采用化学发光免疫法（CLIA）。

（二）参考区间

①男性胎儿：（224±11）μg/L。②女性胎儿：（39±2）μg/L。

（三）临床意义

睾酮主要由睾丸、肾上腺和卵巢分泌，其主要功能是维持和促进第二性征发育。在妊娠 12~16 周时，男性胎儿羊水中的睾酮达 250 μg/L，妊娠末期达 80 μg/L。在妊娠期间女性胎儿羊水中睾酮水平大多维持不变，多为 26~34 μg/L；在妊娠 12~18 周时，男性与女性胎儿羊水中睾酮有显著性差别，此时男性胎儿羊水中睾酮达最高水平。

由于羊水睾酮水平有性别差异，因此，羊水睾酮水平检测可用于预测胎儿性别。但妊娠合并糖尿病、母婴 Rh 血型不合、无脑儿等情况羊水睾酮水平可降低。如果检测羊水睾酮水平是用于诊断胎儿性疾病，需要结合染色体检查。

七、雌三醇

（一）检测原理

羊水雌三醇检测主要采用化学发光免疫法（CLIA）。

（二）参考区间

妊娠末期：0.8~1.2 mg/L。

（三）临床意义

妊娠期羊水雌三醇主要来自胎儿和胎盘，且随着妊娠进展，雌三醇水平逐渐增高，至妊娠 36 周后迅速增高。羊水雌三醇水平与母体尿液中雌三醇水平呈良好相关性，且更能准确地反映胎儿情况及胎盘功能状态，但由于羊水动态转换较快，激素的波动也较大，常影响诊断的准确性。

羊水雌三醇水平可直接反映胎儿-胎盘功能，能间接反映胎儿在宫内发育的情况，羊水雌三醇低于 1.0 mg/L，提示胎儿预后不良；如果雌三醇水平突然下降，可能为先兆流产。

羊水中雌三醇减低，多见于母婴 Rh 血型不合、妊娠合并糖尿病、重度妊娠高血压综合征时的宫内死胎。羊水中雌三醇持续性处于低值者，还可见于胎盘性硫酸酯酶缺乏症等。

八、胆红素

（一）检测原理

在 25℃、波长为 450 nm 条件下，将新鲜无浑浊羊水标本在波长 700 nm 与 340 nm 之间测定，求得羊水本底吸光值，读取 450 nm 的吸光值，计算出 450 nm 与本底吸光值的差（$\triangle A_{450}$），$\triangle A_{450}$ 与胆红素含量成正比关系。

（二）质量控制

①标本采集后立即离心取上清液检测或保存。②使用棕色容器采集标本，以防标本受光氧化。③在波长 412~540 nm 处 HbO_2 和胎粪也有吸收峰值，故羊水标本应避免混有血液和胎粪。④应定期校准分光光度计的波长。

（三）参考区间

<1.71 μmol/L（$\triangle A_{450} < 0.02$）。

（四）临床意义

羊水胆红素检测主要用于判断胎儿安危、观察胎儿肝脏成熟程度和监测胎儿溶血情况，以决定分娩时机。

1. 判断胎儿安危、观察胎儿肝脏成熟程度　判断胎儿安危、观察胎儿肝脏成熟程度的胆红素水平及临床意义见表 11-6。

2. 监测胎儿溶血程度　妊娠 27 周 $\triangle A_{450}$ 可疑范围为 0.066~0.280（小于下限为阴性，大于上限为阳性）；妊娠 37 周 △A$_{450}$ 为 0.023~0.100，妊娠 42 周 △A$_{450}$ 为 0.017~0.070。若连续检测 △A$_{450}$ 值均在阴性或可疑范围内，则胎儿安全；如果 △A$_{450}$ 值在阳性范围或逐渐升高，表明胎儿已有溶血，可根据妊娠时间选择分娩时机。

表 11-6 判断胎儿安危、观察胎儿肝脏成熟程度的胆红素水平及临床意义

目的	水平	临床意义
判断胎儿安危	1.71~4.61 μmol/L	临界值，胎儿可能有异常
	>4.61 μmol/L	胎儿安全受到影响
	>8.03 μmol/L	多有胎儿窘迫
	>16.20 μmol/L	胎儿多难以存活，应终止妊娠
判断肝脏成熟度	$\Delta A_{450} < 0.02$	肝脏成熟
	$\Delta A_{450} = 0.02~0.04$	临界值
	$\Delta A_{450} > 0.04$	肝脏不成熟

九、淀粉酶

（一）检测原理

采用 Somogyi 法检测羊水中的淀粉酶（amylase，AMY）。

（二）参考区间

Somogyi 法：300 U/L。

（三）临床意义

羊水中 AMY 活性高低主要用于判断胎儿唾液腺成熟程度。AMY 大于 300 U/L，提示胎儿唾液腺成熟；200~300 U/L 为临界值；小于 200 U/L 为胎儿唾液腺不成熟。

（周　宏）

第四节　显微镜检验

一、羊水脂肪细胞计数

（一）检测原理

将羊水涂片用硫酸尼罗蓝溶液染色后，显微镜下观察并计数 200~500 个细胞，计算脂肪细胞阳性率。

（二）参考区间

妊娠 34 周前羊水脂肪细胞≤1%，34~38 周为 1%~10%，38~40 周为 10%~15%，40 周以后大于 50%。

（三）临床意义

羊水脂肪细胞是胎儿皮脂腺及汗腺脱落的细胞，羊水脂肪细胞计数是反映胎儿皮肤成熟程度的指标。随着妊娠进展，胎儿皮脂腺逐渐成熟，羊水中脂肪细胞也逐渐增多。羊水脂肪细胞大于 20% 为胎儿皮肤成熟的指标，10%~20% 为临界值，小于 10% 为皮肤不成熟，大于 50% 为皮肤过熟。

二、羊水快速贴壁细胞检验

（一）检测原理

正常羊水细胞需要经过 4~5 天才能贴壁生长。胎儿畸形，如神经管缺陷及脐疝时，羊水细胞仅需 20 小时即可贴壁生长，此种细胞称为快速贴壁细胞（rapid adhering cell，RAC），RAC 之所以能快速生长是由于神经管缺陷，暴露于羊水中的细胞为神经组织中的吞噬细胞，具有贴壁生长快、活细胞贴壁率高的特点。通过计算活细胞贴壁率，来判断有无畸形。

（二）参考区间

<4%。

（三）临床意义

RAC 主要用于胎儿畸形的诊断。脐疝畸形的 RAC 为 9%~12%，无脑儿的 RAC 为 100%。

三、染色体核型分析检验

（一）检测原理

将新鲜羊水离心得到羊水中的细胞，经培养后以秋水仙素处理，使细胞均停止在 M 期，获得分裂相细胞，将细胞经低渗、固定、制片处理后，进行 Giemsa 染色或显带染色，然后进行核型分析。

（二）参考区间

46，XX 或 46，XY。

（三）临床意义

核型分析主要用于检查染色体结构异常而造成的遗传性疾病，由于其准确率高（可高达 99%）、操作简便及并发症少，已成为检测染色体异常的经典的方法之一，在产前诊断机构中常规开展。

（史文俊）

参考文献

[1] 丛玉隆，尹一兵，陈瑜．检验医学高级教程[M]．北京：中华医学电子音像出版社，2016.

[2] 许文荣，林东红．临床基础检验学技术[M]．北京：人民卫生出版社，2015.

[3] 张时民，王庚．血象：外周血细胞图谱[M]．北京：人民卫生出版社，2016.

[4] 夏薇，岳保红．临床血液学检验[M]．武汉：华中科技出版社，2014.

[5] 尚红，王毓三，申子瑜．全国临床检验操作规程[M]．4版．北京：人民卫生出版社，2015.

[6] 于振若，于文彬，苏明权，等．尿液沉渣临床检验图谱[M]．郑州：河南科学技术出版社，2017.

[7] 顾兵，郑立恒，孙懿．临床体液检验图谱与案例[M]．北京：人民卫生出版社，2016.

[8] 夏薇，陈婷梅．临床血液学检验技术[M]．北京：人民卫生出版社，2015.

[9] 中华医学会血液学分会血栓与止血组．血管性血友病诊断与治疗中国专家共识（2012年版）[J]．中华血液学杂志，2012，33（11）：980-981.

[10] 徐克前．临床生物化学检验[M]．北京：人民卫生出版社，2014.

[11] 王永伦，闵迅．临床细胞形态学教学图谱[M]．北京：科学出版社，2017.

[12] 温旺荣，周华友．临床分子诊断学[M]．广州：广东科技出版社，2015.

[13] 尹一兵，倪培华．临床生物化学检验技术[M]．北京：人民卫生出版社，2015.

[14] 郑芳，陈昌杰．临床分子诊断学[M]．武汉：华中科技大学出版社，2014.

[15] 李金明，刘辉．临床免疫学检验技术[M]．北京：人民卫生出版社，2015.

[16] 刘运德，楼永良．临床微生物学检验技术[M]．北京：人民卫生出版社，2015.

[17] 全国卫生专业技术资格考试专家委员会．全国卫生专业技术资格考试指导：临床医学检验与技术[M]．北京：人民卫生出版社，2013.

[18] 顾兵，马萍．临床微生物检验图谱与案例[M]．北京：人民卫生出版社，2016.

[19] 周庭银，倪语星，胡继红，等．临床微生物检验标准化操作[M]．上海：上海科学技术出版社，2015.

[20] 王治国．临床检验质量控制技术[M]．北京：人民卫生出版社，2014.